V&R

Psychotherapeutische **Dia]oge**

Herausgegeben von Uwe Britten

Andreas Heinz/Gerhard Roth

Das Gehirn selbst nimmt sich nicht wahr: Hirnforschung und Psychotherapie

Andreas Heinz und Gerhard Roth im Gespräch mit Uwe Britten

Vandenhoeck & Ruprecht

Mit 5 Abbildungen

Bibliografische Information der Deutschen Nationalbibliothek

Die Deutsche Nationalbibliothek verzeichnet diese Publikation in der Deutschen Nationalbibliografie; detaillierte bibliografische Daten sind im Internet über http://dnb.d-nb.de abrufbar.

ISBN 978-3-525-45193-9

Weitere Ausgaben und Online-Angebote sind erhältlich unter: www.v-r.de

Umschlagabbildung: dalinas/shutterstock.com
Texterfassung: Regina Fischer, Dönges
Korrektorat: Edda Hattebier, Münster; Peter Manstein, Bonn

Satz: SchwabScantechnik, Göttingen
Druck und Bindung: ⊕ Hubert & Co GmbH & Co. KG,
Robert-Bosch-Breite 6, D-37079 Göttingen

Gedruckt auf alterungsbeständigem Papier.

Inhalt

An der Berliner Charité haben im 20. Jahrhundert zahlreiche Psychiater gearbeitet, die dem Fach bedeutende Impulse gegeben haben. Entsprechend ist das Gebäude der heutigen psychiatrischen Klinik zwar immer noch in alten Gemäuern untergebracht, doch innen wird eine innovative Behandlung psychisch beeinträchtigter Menschen vertreten und praktiziert.

Im Juli 2016 treffen sich der Klinische Direktor Andreas Heinz und der Hirnforscher Gerhard Roth zu einem Gespräch darüber, in welchem Verhältnis Hirnforschung und Psychiatrie beziehungsweise Psychotherapie heute stehen. Diese Diskussion wird oft sehr verengt und polarisiert geführt: Während für so manchen Psychotherapeuten die Hirnforschung nichts anderes als das »Feuern« von Neuronen nachzeichnen könne und dies so gar nichts mit dem menschlichen Geist zu tun habe, halten viele rein naturwissenschaftliche Hirnforscher das psychotherapeutische Vorgehen für ein eher naives, wenn nicht gar allzu prosaisches Unterfangen. Hier werde von Dingen geredet, die es gar nicht gebe in der empirisch nachprüfbaren Welt.

Stecken wir immer noch mitten im Körper-Seele-Dualismus?

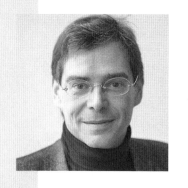

Andreas Heinz ist seit 2002 Direktor der Klinik für Psychiatrie und Psychotherapie am Campus Charité Mitte in Berlin und war von 2010 bis 2014 Präsident der Deutschen Gesellschaft für Biologische Psychiatrie. In den Jahren 1995 bis 1997 war er in den USA an den National Institutes of Health in Washington tätig. Er ist im Fach Philosophie promoviert, und zwar mit der Arbeit »Der Begriff der psychischen Krankheit«.

Sehr kritisch hat sich Andreas Heinz mit den Psychose- und Schizophreniekonzepten des 20. Jahrhunderts beschäftigt und dabei sowohl evolutionäre Modelle als auch konservative anthropologische Ansätze eines rassistischen Menschenbildes überführt (in »Anthropologische und evolutionäre Modelle in der Schizophrenieforschung«). Er plädiert für einen personzentrierten Ansatz, der den einzelnen Individuen gerecht werden und dabei überkommene normative Vorstellungen überwinden müsse (siehe dazu auch das von ihm und Thomas Bock verfasste Buch »Psychosen. Ringen um Selbstverständlichkeit«), und gehört zum Autorenteam des großen Lehrbuchs »Irren ist menschlich«.

Andreas Heinz ist ausgebildeter Gesprächspsychotherapeut, forscht an der Charité aber auch zu neuronalen Prozessen bei psychischen Störungen.Kritisch sieht er psychologische Konzepte und Klassifizierungen mancher Beeinträchtigungen als

Störungen des Ichs oder der so-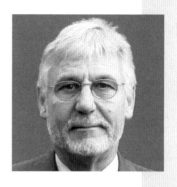
genannten Ich-Grenzen. »Was
soll das sein?«, fragt er. »Wieso
sollte das Ich Grenzen haben
wie ein Land, die auch noch
verteidigt werden sollten?« Er
möchte psychiatrisches und psychotherapeutisches
Arbeiten stärker auf naturwissenschaftliche Funda-
mente gestellt wissen, insistiert aber darauf, dass Hilfen immer von den Erfahrungen des individuellen
Menschen auszugehen hätten, wir Menschen bräuchten eine Narration unseres Lebens, um uns »gesund«
zu fühlen.

Gerhard Roth ist seit 1976 Professor für Verhal-
tensphysiologie und Entwicklungsneurobiologie an
der Universität Bremen und seit 1989 am Institut für
Hirnforschung, dessen Gründer er war und das er
viele Jahre auch leitete. Von 2003 bis 2011 war er darüber hinaus Präsident der Studienstiftung des deutschen Volkes. Zudem hat er in Philosophie promoviert und war einige Jahre als Lehrender in diesem
Fach tätig.

Schon in seinem Mitte der Neunzigerjahre erschie-
nenen Buch »Das Gehirn und seine Wirklichkeit« plä-
dierte Gerhard Roth dafür, den Begriff »Wirklichkeit«
für das subjektive Bild eines Menschen von der ihn
umgebenden Welt zu reservieren und dies davon zu
unterscheiden, wie die davon unabhängige »Realität«
beschaffen sei. Die Frage nach »Repräsentanz« versus

»Konstruktion« der Welt im Gehirn bleibe vorläufig unaufklärbar. Als Hirnforscher ist er gleichwohl fest davon überzeugt, dass alles Psychische nur aufgrund von Hirnprozessen entstehen könne und dass sich früher oder später psychische Inhalte als Ergebnisse neuronaler Vernetzungsprozesse werden nachweisen lassen.

Gerhard Roth forscht inzwischen intensiv an der Schnittstelle von Hirnforschung und Psychotherapie, erweist sich aus dieser Arbeit heraus aber auch als jemand, der so manche theoretische Grundannahme der heute etablierten psychotherapeutischen Schulen als nicht mehr haltbar in Zweifel zieht. Er fordert, dass insbesondere die Wirkungsannahmen von Psychotherapie stärker auf die Erkenntnisse der Hirnforschung gründen müssen. Ansätze zu einer Verständigung von Hirnforschung und Psychotherapie hat er gemeinsam mit Nicole Strüber in dem Buch »Wie das Gehirn die Seele macht« formuliert.

DER MENSCH ALS BEOBACHTER DES MENSCHEN

*»Eine Verbindung zur Realität muss es geben,
sonst würden wir uns unentwegt die Knochen brechen.«*
Andreas Heinz

Eine Frage der Definition

Herr Professor Roth, was ist denn eigentlich davon zu halten, wenn ein Oberschlundganglion dem anderen sagt, es sei psychisch krank?

ROTH Na, das kann natürlich viele Gründe haben. Es kann eine Feststellung, eine Beleidigung oder eine Aufforderung sein, weil die Zuweisung »psychisch krank« immer eine Definition voraussetzt, und zwar insbesondere bei demjenigen, der das unterstellt. Das gilt auch für einen Kliniker, der das bei einem anderen Menschen festzustellen glaubt – ob zu Recht oder zu Unrecht. Es könnte sich natürlich auch um einen Politiker handeln, zum Beispiel in einem diktatorisch regierten Land, der jemandem sagt: »Du bist psychisch krank und gehörst in die psychiatrische Klinik.«

Es gibt also ganz viele Deutungsmöglichkeiten, und zwar mit dem ganzen Rattenschwanz, *wer* das sagt, *warum* er das sagt und *was* man dann unter »psychisch krank« versteht. Dann gibt oder gab es natürlich auch viele Leute, die sagen, psychische Erkrankungen gebe es ja gar nicht, es handle sich lediglich um Fehlkonditionierung, oder diese »Erkrankungen« seien zu sehr von Krankenkassen und dem Gesundheitssystem ausgedacht, um damit Geld zu machen.

Aber Herr Heinz weiß dazu sicher viel mehr und aus der eigenen klinischen Erfahrung.

HEINZ Ja, da haben wir zwei Punkte: die Aktivität des Gehirns und die Definition psychischer Erkrankungen. Der erste berührt die Frage, ob das Gehirn selbst überhaupt irgendetwas tut, sprechen zum Beispiel, oder ob das nicht die Fähigkeit einer Person oder zumindest ihrer Psyche ist. Ich führe dazu öfter bewegte Diskussionen mit meinem Freund Werner Eberwein, der Psycho-

Der Mensch als Beobachter des Menschen

loge ist und dann immer auf den Kategorienfehler verweist, wenn »Gehirne« mit »Personen« verwechselt würden – wobei ich den Vorwurf des Kategorienfehlers etwas oberlehrerhaft finde.

Aber ja, in Ordnung, das Gehirn ist immer in einen Leib eingebettet. Es gibt eine wunderschöne Geschichte von Roald Dahl, in der ein Mann unsterblich sein möchte und sein Gehirn konservieren lässt, und zwar plus einem Auge. Das alles wird in einer Nährflüssigkeit aufgehoben. Aber: Nun setzt ihm seine Frau morgens immer genau jene Zeitung vor, die er am meisten gehasst hat. Also, auch das Gehirn ist natürlich abhängig von dem gesamten Körper, nicht Gehirne »sprechen«, sondern lebendige Menschen mit ihren Lebenserfahrungen.

Allerdings: Wer soll denn sonst das Sprechen verursachen, wenn nicht das Gehirn? Die Bauchspeicheldrüse ist es nun mal nicht, da bin ich einfach Neurologe. Natürlich gibt's auch ein Hormonsystem im Körper, es gibt auch ein vegetatives Nervensystem und es gibt Interaktionen zwischen allem, aber das meiste macht eben doch letztendlich das Gehirn.

ROTH Man darf das sagen, ohne ein Reduktionist zu sein. Wer im Körper kommt denn sonst infrage, der da redet? Da bleibt nur das Gehirn übrig. Aber es ist natürlich in der Tat ein philosophischer Kategorienfehler, wenn gesagt wird, ein »Gehirn« sage etwas. Man müsste besser sagen, dass Zentren oder Instanzen, die im Gehirn zu lokalisieren sind, dafür sorgen, dass ein Satz entsteht. Dazu muss man nichts *reduzieren* und muss auch nicht behaupten, psychische Erkrankungen seien nichts anderes als ein Feuern von Neuronen, was im Übrigen ja auch wirklich nicht stimmt, sondern der ganze Komplex der sozialen und kommunikativen Einbettung spielt eine Rolle.

Insofern gibt es ein Zentrum oder ein Netzwerk von Zentren im Gehirn, das erst einmal den Satz formulieren darf: »Hier liegt eine psychische Erkrankung vor.«

Sie haben jetzt beide meinen Begriff »Oberschlundganglion« akzeptiert, man könnte aber entgegenhalten, schon dies sei eine unzulässige Reduzierung unseres Gehirns auf ein reines Nervenbündel.

ROTH Das würde ich nicht sagen. Ein Oberschlundganglion kann schon bei Invertebraten, also Wirbellosen, äußerst kompliziert sein – unser Gehirn ist vom Bauplan her ganz klar ein Oberschlundganglion. Dass es natürlich bei uns oder bei Mollusken »Gehirn« heißt, bei anderen Tieren hingegen Oberschlundganglion ist eine eher zoologische Frage. Ganz eindeutig haben wir Menschen ein Oberschlundganglion, es liegt ja oberhalb des Schlundes. Aber es ist ein sehr kompliziertes Oberschlundganglion.

Jetzt sind wir schon bei der Zoologie. Reden wir uns unser kompliziertes Gehirn nicht auch gerne ein, um als Menschen etwas Besonderes zu sein? Letztlich ist doch nur alles Genetik und Vererbbarkeit?

ROTH Der Begriff der Vererbbarkeit, um damit anzufangen, ist ein äußerst dubioser Begriff, der gerade in letzter Zeit diskutiert wurde. Es ist kürzlich ein Büchlein »Erblichkeit der Intelligenz« von den Verhaltensgenetikern Karl-Friedrich Fischbach und Martin Niggeschmidt erschienen, die ausführlich erläutern, was in der Genetik im engeren Sinne und insbesondere in der Züchtungsgenetik unter »Vererbung« zu verstehen ist. Das hat mit dem, worüber wir gleich reden werden, nichts, aber auch gar nichts zu tun. Wenn ich zum Beispiel eine Pflanze züchte oder auch Tiere, dann muss ich wissen, wie groß die Varianz der Gene und wie groß die Varianz der Umweltfaktoren ist, das heißt, es handelt sich um die Aufklärung der Varianz. Dieses Modell ist überhaupt nicht geeignet, epigenetische Prozesse oder vorgeburtliche wie auch nachgeburtliche Prozesse einzubeziehen. Wir müssten also immer erst mal wissen, wie hoch die genetische Varianz ist. Meist kennen wir die aber gar nicht bei unseren psychiatrisch relevanten Genen – und erst recht kennen wir nicht die Varianz der Umwelt.

Also können wir, was unser Thema der psychischen Auffälligkeiten betrifft, über den Begriff der Vererbung ein ganz großes Kreuz machen. Er ist unbrauchbar. »Vererbung« heißt nach Züchtungsgenetik nur diese Aufklärung der phänotypischen Gesamtvarianz im genotypischen Feld. Und das geht bei uns nicht. Im strengen wissenschaftlichen Sinne gibt es zwar ein Vererbungsmodell, aber das ist nicht anwendbar auf unser Thema, nämlich psychische Erkrankungen.

Man kann dann aber fragen: Worum könnte es denn sonst gehen? Interessant ist erst einmal die Frage, was »genetisch bedingt« heute überhaupt heißt: Reden wir von Genen, von Genvarianten, von Polymorphismen oder von genomischen, also von epigenetischen Effekten? Das muss man erst mal beantworten. Schnell wird damit »angeboren«, also bei Geburt vorhanden, verwechselt. Da können wir Hirnforscher nur die Hände über dem Kopf zusammenschlagen. Was bei Geburt vorhanden ist, braucht längst nicht nur genetisch bedingt zu sein. Oder, Herr Heinz?

HEINZ Ich kann da gern noch mal nachsetzen, weil das zurzeit auch in der Intelligenzdebatte eine riesige Rolle spielt, nicht nur bei psychischen Erkrankungen.

Ich habe mir erzählen lassen, dass man in den Siebzigerjahren nicht über Genetik hätte reden dürfen. In den Achtzigern und Neunzigern hingegen, als ich in die Psychiatrie kam, wurde eigentlich nur noch über Genetik geredet. Da wurden zum Teil Umweltfaktoren auch einfach weggelassen, was hart an der Grenze zum Wissenschaftsbetrug war. Anschließend sind wir zu diesen Gen-Umwelt-Interaktionen gekommen. Eines festzuhalten ist unglaublich wichtig, nämlich dass Umwelt- und genetische Faktoren zusammen zu 100 Prozent ein solches Phänomen erklären. Das heißt: Je ähnlicher die Umwelt ist, desto stärker kommen genetische Faktoren durch. Wenn beispielsweise die Menschen in einer abgeschotteten Klassengesellschaft aufwachsen, dann finden sich hinterher bei allen Menschen mit Arbeitern als Eltern unglaublich starke Einflüsse der benachteiligenden Umwelt auf die Kognitionen, während in einer perfekten herrschaftsfreien Gesellschaft, in der alle, die benachteiligt sind, jedwede Form von Unterstützung erhalten, am Schluss idealerweise nur noch die genetischen Faktoren die individuellen Unterschiede bestimmen würden. Das ist das eine.

Das Zweite ist: Wir versuchen das immer so zu berechnen, dass wir uns die Ähnlichkeit von eineiigen und zweieiigen Zwillingen anschauen und sagen, dass wir bei beiden, wenn sie doch im selben Umfeld aufwachsen, die Umweltfaktoren rausrechnen können. Das geht natürlich auch wieder nur zum Teil, denn die Umweltfaktoren hängen ja schon davon ab, wie die beiden aussehen. Haben wir zwei als schön oder attraktiv empfundene eineiige Zwillinge, dann ist das anders, als wenn sie irgendeinen sichtbaren Makel hätten. Für Intelligenz spiele Schönheit keine Rolle, kann man jetzt antworten, aber wir wissen auch, dass die Umwelt oft positiver auf schöne als auf weniger schöne Menschen reagiert.

Aber es ist komplizierter, denn oft haben eineiige Zwillinge eine geteilte Plazenta. Wenn man das versucht zu ignorieren, dann gehen wir unberechtigt von der Annahme aus, dass sie keine Durchblutungsstörung gehabt haben während der Schwangerschaft oder keine Infektion, die geteilt wäre durch die Plazenta oder eben nicht. In Wirklichkeit kommen bereits hier Umweltfaktoren ins Spiel. Jetzt kommt die Epigenetik hinzu: Man hat bisher gesagt, alles das, was nicht direkt durch Umweltfaktoren erklärbar ist, sei erblich. Dabei würde man aber die Epigenetik übersehen, bei der Umweltfaktoren langwierige Einflüsse auf die Ablesbarkeit der Gene bewirken. Die geteilte Plazenta, die Frage interuteriner Probleme, die Frage der Epigenetik, da kommt vieles an möglichen Einflussfaktoren durch die Umwelt zusammen.

Und noch etwas kommt hinzu: Alle diese Erblichkeitsfaktoren sind additiv.

Das heißt, man sagt, eineiige Zwillinge seien zu 100 Prozent genetisch identisch, zweieiige zu 50 Prozent, beide wachsen in derselben Umwelt auf, also können wir »Umwelt« streichen. Demnach wäre also die beobachtbare Ähnlichkeit zwischen eineiigen und zweieiigen Zwillingen im Wesentlichen genetisch bedingt, weil sie ja in derselben familiären, geteilten Umwelt aufwachsen. Aus dem Unterschied in der genetischen Konstitution der zu 100 Prozent identischen eineiigen versus der genetisch zu 50 Prozent identischen zweieiigen Zwillinge und deren Ähnlichkeit in einem Testresultat kann man nun die Erblichkeit der Testleistung berechnen. Ein Beispiel: Eineiige Zwillinge ähneln sich zu 70 Prozent, zweieiige zu 30 Prozent in der Testleistung – dann ist die Differenz der Ähnlichkeit 70 minus 30, also gleich 40 Prozent. Da eineiige Zwillinge zu 50 Prozent genetisch ähnlicher sind als zweieiige, folgt daraus, dass 100 Prozent genetischer Einfluss dann doppelt so hoch ausfiele wie die Ähnlichkeit in den Testleistungen der eineiigen versus zweieiigen Zwillinge. Damit wären nicht 40 Prozent des Testresultats, sondern zweimal 40 Prozent, also 80 Prozent erblich bedingt.

So weit, so logisch. Was kommt aber typischerweise bei solchen Berechnungen heraus? Die eineiigen Zwillinge sind oft sehr viel ähnlicher als die zweieiigen. Das wiederum führt häufig zu unsinnigen Ergebnissen: Eineiige Zwillinge sind zum Beispiel zu 80 Prozent ähnlich, etwa in der Leistung eines kognitiven Tests, zweieiige zu 20 Prozent, die Differenz ist dann 60 Prozent, die dadurch erklärt werden, dass die eineiigen um 50 Prozent genetisch ähnlicher sind als die zweieiigen Zwillinge. Durch die komplette, also 100-Prozent-Erblichkeit müssten dann aber 120 Prozent, weil ja zweimal 60 Prozent, der Ergebnisse des Testresultats erklärt werden – das geht aber nicht, da 100 Prozent nun mal die Obergrenze sind!

Woran liegt das? Es könnte daran liegen, dass Ähnlichkeiten nicht additiv durch Gene bestimmt werden, sondern sich in bestimmten wichtigen Pathways wie der Dopaminproduktion und der Rezeptorempfindlichkeit gegenüber Dopamin potenzieren, deshalb nimmt dann die Auswirkung mehrerer Gene nicht additiv, sondern zum Beispiel exponentiell zu. Solche Möglichkeiten sind in solchen Rechnungen aber gar nicht drin.

Deswegen muss man verdammt vorsichtig sein, wenn man über Vererbung redet. Es gibt da immer Modebewegungen. Ich verstehe aber auch die Biologen, die irgendwann gesagt haben: »Jetzt hört doch mal auf, immer nur auf das Soziale zu gucken, es gibt auch biologische Unterschiede.« Das finde ich durchaus nachvollziehbar. Dieser biologische Trend hat in den Neunzigerjahren in den USA aber eine sehr ungute Entwicklung forciert. Ich habe seinerzeit in den USA gelebt und konnte das unmittelbar mitverfolgen. Unter Bill Clinton wurde die Sozialhilfe gekürzt. Da gab es eine ganz breite Bewegung, die fand, dass alles genetisch bedingt sei, was es an sozialen Problemen zwischen Schwarzen und Weißen, zwischen Armen und Reichen gibt. Die Meinung war: Das Einzige, was hilft, ist Arbeitsdisziplin. Und die erreicht man nur dadurch, dass es keine Sozialhilfe mehr gibt. Dort wurde das Sozialsystem »soziale Hängematte« genannt, man sprach sogar von »Ketten der Abhängigkeit«. Wenn man diese Ketten beseitige, dann befreie man die Menschen von ihrer Abhängigkeit.

Psychische Krankheiten werden als solche selbstverständlich nicht vererbt, denn dazu sind sie zu komplex und genetische Prozesse viel zu basal.

ROTH Ich bin Großvater von eineiigen Zwillingen und habe mich aus diesem Grund auch etwas mit diesen Fragestellungen beschäftigt. Sowohl den Eltern als auch mir fiel schon früh auf, dass meine Enkelinnen, die äußerlich kaum auseinanderzuhalten sind, deutlich zu unterscheiden sind, sobald sie sich verhalten. Es zeigten sich schon sehr früh Verhaltensunterschiede. Das hat mich erst einmal irritiert und ich habe mich gefragt: Wie ist das erklärbar? Das Erste, was einem auffällt, ist, dass eineiige Zwillinge in der Regel unterschiedliche Geburtsgewichte haben. Das sind zum Teil mehrere Hundert Gramm. Das wiederum ist extrem wichtig, weil am Ende der Schwangerschaft häufig ein Fötus stärker wächst als der andere und diesen »aufsaugt«. Bei meinen Enkelinnen waren das immerhin dreihundert Gramm. Mir kann keiner erzählen, dass es nicht wichtig ist, ob ein Fötus zwei Kilogramm wiegt und der andere zweieinhalb.

Später habe ich meine Schwiegertochter, Neurobiologin wie ich, danach gefragt, wie die beiden in der Gebärmutter lagen. Auch das war deutlich unterschiedlich. Natürlich versorgt die Plazenta die beiden Föten dann nicht symmetrisch, sondern wie auch immer unterschiedlich. Das mag ja nicht dramatisch sein, aber es ist unterschiedlich.

Je mehr man da recherchiert, desto klarer sieht man, dass zum Beispiel auch eineiige Zwillinge unterschiedliche Genvarianten haben können, die einfach zufällig entstehen. In seltenen Fällen wird der eine homosexuell, der andere heterosexuell, der eine Linkshänder, der andere Rechtshänder. Das kann man erklären damit, wann das befruchtete Ei sich noch mal teilt, bis zum Schluss dann die Organe symmetrisch angelegt werden. All das zusammengenommen erklärt, dass beide zwar dieselben DNA-Abschnitte haben, aber alles andere durchaus verschieden sein kann. Eineiige Zwillinge können unterschiedliche Genvarianten haben, die *zufällig* entstehen. Wir müssen, ganz abgesehen von dem Einfluss des Gehirns, den vorgeburtlichen Einfluss auf den Fötus berücksichtigen. Das ist schon sehr interessant und war lange gar nicht bekannt. Das sind zum Teil ganz neue Erkenntnisse, andere waren durchaus Fachleuten schon bekannt, wurden aber nicht angemessen berücksichtigt.

Wie Herr Heinz schon sagt, von der nackten DNA bis hin zu dem Zustand, in dem ein Kind geboren wird, akkumuliert sich das auf eine häufig nicht lineare Weise. Deshalb ist die ganze Debatte um Anlage und Umwelt viel, viel komplizierter.

Aber was bedeutet das nun für die chemische und die elektrische Übertragung oder auch für die Rezeptorsensibilität im Gehirn?

ROTH Wenn der Unterschied des Einwirkens auf die beiden Föten der eineiigen Zwillinge asymmetrisch ist, dann kann die Anlage zum Beispiel von Stresshormonrezeptoren ebenfalls verschieden ausfallen. Wenn also die Spiegel von CRF, ACTH und Cortisol verschieden sind, dann haben wir auch eine unterschiedliche Stressachse. Das könnte erklären, dass eine Enkelin von mir ein wenig mehr verschlossen ist und die andere ein wenig mehr offen – *könnte* es erklären, *muss* nicht. Man muss damit immer sehr vorsichtig sein, ich habe es ja nicht überprüft. Diese Fragen nach der Rezeptorebene, der Hormonproduktion, nach den Stresshormonen oder den Neurotransmittern sind die absolut entscheidenden für die Psyche.

HEINZ Ich denke auch, dass das eine wichtige Ebene ist. Wir haben aber vor zehn Jahren gedacht, dass wir die Effekte viel leichter nachweisen können. Da fand man diesen Serotoninpolymorphismus, den Klaus-Peter Lesch entdeckt hat: Die eine Genvariante bewirke doppelt so viel Transporterfunktion wie die anderen, das heißt, die einen Transporter pumpen viel mehr Serotonin hoch als die anderen. Das war deshalb hoch spannend, weil an den entsprechenden Stellen die Antidepressiva wirken. Dann haben wir schon im Jahr 2000 und andere gezeigt, dass man das auch bildgebend sehen kann. Anschließend ist Folgendes passiert: Im Schnitt ist die Signifikanz in den Studien immer weiter runtergegangen, selbst wenn man mal davon absieht, dass es auch einfach sehr schlechte Studien dazu gab. Das heißt, man hatte eher zufällig mal einen großen Effekt gehabt und konnte das deshalb nachweisen – das ist wahrscheinlich häufig so. Das heißt nun nicht, dass es den Effekt gar nicht gibt, aber wenn sie einen kleinen Effekt haben, dann geht nun mal auch die Signifikanz runter.

Was wirkt auf diese Serotonintransporter, wenn wir die messen? Zum Beispiel Rauchen und auch Stresshormone wirken darauf, das ist ja logisch. Das erklärt, warum die Genetik dann gar nicht mehr so stark durchkommt.

Depressionen haben etwas mit dem Serotonin zu tun, das denke ich auch, aber eben auch mit Stress und mit tausend anderen Sachen. Natürlich wirkt der Transporterpolymorphismus des Serotonins ein Stück weit auf die Veranlagung zur Depression, aber wie denn? Zum Teil bestimmt er die neuronale Entwicklung und dabei zum Beispiel auch die Größe der Amygdala – jedenfalls nach ersten, einzelnen Befunden. Das ist auch gar nicht unplausibel, denn es gibt Nervenzellen, die pumpen Serotonin während der frühkindlichen Entwicklung hoch in den Cortex und beeinflussen so die Struktur des Gehirns, später tun sie das aber oft gar nicht mehr.

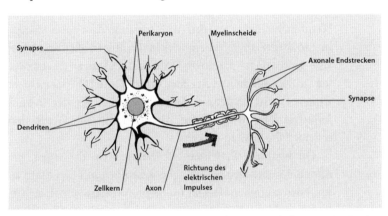

Abbildung 1: Nervenzellen kommunizieren mittels Synapsen (Schmitt, 2008, S. 41)

Bei der synaptischen Verschaltung ist zu berücksichtigen, dass dieser Prozess im Bruchteil einer Sekunde tausendfach geschieht, Wechselwirkungen hat und Rückkopplungen erzeugt. Das macht seine Komplexität aus.

Also, das Gehirn ist ein unglaublich kompliziertes, biologisch dynamisches System. Wir haben schließlich so viele Einflussfaktoren, dass ich den Eindruck habe, die genetischen Faktoren sind ein bisschen wie ein Fingerabdruck, der auch bei jedem anders ist und trotzdem immer eine bestimmte Art von Muster zeigt – aber der Fingerabdruck ist jetzt natürlich auch nur eine Metapher.

Ich glaube, es gibt eine so komplexe Interaktion, dass wir auf so einfache gentherapieorientierte Strategien nicht reinfallen sollten, also beispielsweise darauf, sich den Transporterpolymorphismus anzusehen, um schon zu wissen, wie viel Antidepressiva ich geben muss … Auf so etwas hatte man ja gehofft, aber das kann man leider vergessen.

ROTH Es gibt tatsächlich immer wieder auch sehr schlechte Artikel in den populären Medien. Da wird dann von Depressionen gesprochen, vom Serotonin und dass die Selektiven Serotonin-Wiederaufnahmehemmer, die SSRI, eben so und so wirken. Wenn man Glück hat, wird noch erwähnt, dass diese Medikamente aber nicht bei jedem wirken. Richtig ist allerdings, dass sie – grob gesagt – zu einem Drittel gut wirken, zu einem zweiten Drittel schlecht und zu einem dritten Drittel überhaupt nicht wirken. Das ist ein Befund, der natürlich auch von der Pharmaindustrie verschwiegen wird. Aber: Bei schwerer Depression scheinen die SSRI zu wirken.

Oft kommen Patienten zu Therapeuten, die sagen, die Annahme, eine Depression habe wesentlich mit Serotonin zu tun oder mit einem Defekt im Serotoninstoffwechsel, sei völlig falsch. Diese Aussage ist nun wiederum selbst völlig falsch. Natürlich hat das etwas mit dem Serotonin zu tun, allerdings hat Serotonin sechzehn Rezeptorfamilien, und verschiedene Rezeptoren von den Hunderten haben ganz andere Funktionen. Serotonin hat viele andere Funktionen, zusammen mit Noradrenalin und Dopamin und Oxytocin und Cortisol und so weiter, aber da einfach zu sagen, das habe mit dem Serotonin nichts zu tun, ist wiederum auf der anderen Seite sträflich. Wenn man beispielsweise mal Serotonin beziehungsweise 5-Hydroxytryptamin, 5HT, als A-Rezeptor und dessen Transporter nimmt, dann ist das bestimmt nicht der Hauptwirkfaktor bei den SSRI. Aber natürlich hat Serotonin etwas mit depressiven Gefühlen zu tun, wenn auch vielleicht nur auf einem 1- bis 5-Prozent-Niveau der Erklärung. Viele andere Dinge sind vielleicht genauso wichtig. Wir müssen uns von dem Bild verabschieden, ein Gen oder ein Transmitter mache genau *den* Effekt aus. Es gibt nicht *den* Depressionsrezeptor und *das* Depressionsgen und es gibt auch kein Intelligenzgen, kein Verbrechergen, kein An-Gott-glauben-Gen. Also, das ist alles viel zu naiv. Aber das Gegenteil zu behaupten, dass das alles nichts miteinander zu tun habe, das ist auch völlig falsch.

Auch in psychiatrischen Fachveröffentlichungen, selbst von hochdekorierten Autoren, findet man häufig entsetzlich falsche Darstellungen von der vermeintlichen Vererbbarkeit, so als könnten psychische Erkrankungen an sich vererbt werden.

HEINZ Psychische Erkrankungen entstehen aus genetischen Einflussfaktoren in Kombination mit Umweltfaktoren und wie diese Einflüsse auf die Art einer Person einwirken, Erfahrungen zu verarbeiten, und dann wiederum rückkoppelnd aus diesen Erfahrungen und ihrer Kommunizierbarkeit in der Gesellschaft. Als ich Psychiatrie lernte, gab es noch eine »endogene« Depression, neben der »reaktiven« oder »exogenen«. Man wollte scharf zwischen den Menschen trennen können, nämlich dass die endogene Depression immer von innen komme und genetisch bedingt sei: Plötzlich und aus heiterem Himmel bekommen manche Menschen eine schwere Depression. Die reaktive hingegen sei eben eine Reaktion auf die Lebensbedingungen eines Einzelnen. Suchen wir aber genau genug den heiteren Himmel ab, dann finden wir immer Belastungsfaktoren, die können uns selbst ja beinahe als »alltäglich« erscheinen, aber sie überfordern eben den Einzelnen. So einfach ist es also nicht, dass genetisch direkt eine Depression verursacht würde.

Wenn unser Oberschlundganglion das Denken beginnt, neigt es zu Vereinseitigungen. Was nehmen wir denn an uns selbst eigentlich wahr, können wir überhaupt etwas verlässlich wahrnehmen an uns selbst?

ROTH Wir selbst nehmen unser Gehirn gar nicht wahr. Das ist natürlich der bestürzendste Faktor für uns Menschen überhaupt. Wir hoffen immer, dass wir ein Bewusstsein haben, und ich würde auch vertreten, dass wir eins haben, aber unser Bewusstsein nimmt den Konstrukteur dieses Bewusstseins nicht wahr. Darüber haben auch bedeutende Philosophen und andere große Denker wie Erwin Schrödinger geschrieben. Deshalb glauben wir, dass Gefühle, Denken und auch unser Ich Entitäten seien, die irgendwo verortet sind. Wir lernen außerdem, meistens indirekt, dass dies alles wahrscheinlich im Kopf stattfindet, aber das können wir gar nicht wahrnehmen. Das ist ein Grund für den philosophischen Dualismus.

Wenn ich also sage, die Gefühle entstehen in meinem Gehirn, kann ich nur antworten, dass das wohl so sein wird, aber ich kann es subjektiv nicht nachvollziehen. Der Dualismus ist ja alltäglich. Man kann deshalb auch verstehen, dass zum Beispiel ein Kollege von Ihnen, Herr Heinz, nämlich Karl Jaspers, noch 1958 gesagt und geschrieben hat, diese ganze Hirnmythologie, die bringe uns nicht weiter, das Psychische sei eine Welt für sich. Diese ganze Molekularbiologie und Genetik müsse man als inhuman vergessen. Die Position ist ganz natürlich und nachvollziehbar aus unserer Alltagsrealität heraus verstehbar. Das, was wir als Neurobiologen machen, ist ja äußerst indirekt. Das ist immer nur ein indirekter Nachweis, so wie ein Indizienprozess, aber es tritt keine direkte Evidenz auf. Das ist das Erste.

Das Zweite ist aber genauso wichtig – und an diesem Punkt hat Sigmund Freud sich fundamental geirrt –, dass nämlich das, was sehr wahrscheinlich unser Leben, unsere Psyche, unsere Persönlichkeit weitgehend bestimmt, also das Unbewusste, uns erlebnismäßig niemals zugänglich ist, und dies gilt auch für den Psychotherapeuten und den Psychoanalytiker. Freud schreibt, dass man durchaus ins Unbewusste reingucken könne. Das ist aber falsch. Ich kann natürlich mit einem Mikroskop in die Amygdala hineinsehen, aber da sehe ich nur Neuronen. Ich könnte dort auch Transmitter chemisch nachweisen, aber ich kann nicht die unbewussten *Inhalte* entdecken. Wir können uns als biologische Wesen ansehen, wir werden aber im Gehirn das Unbewusste nicht finden. Wenn Freud zum Patienten gesagt hat: »Nun erzählen Sie mal alles über sich, was Ihnen in den Sinn kommt«, weil er über das Reden den Zugang zum Unbewussten zu finden hoffte, dann war und ist das ein schwerwiegender Irrtum, denn das Reden darüber, die Bilder, die Worte, all das entsteht nicht in der Amygdala, sondern im limbischen und kognitiven Cortex, und ist damit keine verlässliche Aussage über die unbewussten Geschehnisse. Es ist durchsetzt mit bewussten Erfahrungen, die nicht in der Amygdala existieren.

Es ist ein beunruhigendes Faktum, dass wir uns selbst zutiefst fremd sind. Natürlich kann ein guter Psychotherapeut oder Psychiater vernünftige Schlussfolgerungen darüber ziehen, was vielleicht früher im Leben des Patienten gewesen ist und zu problematischen psychischen und sozialen Prozessen geführt hat. Da kann uns eine solche Profession helfen. Wenn ich beispielsweise während der infantilen Amnesie zu Beginn des Lebens oder vor der Geburt etwas Dramatisches erlebt habe, dann kann der Psychiater Herr Heinz mit der Annahme arbeiten, dass bei mir eine schwere Traumatisierung stattgefunden hat. Er kann das vielleicht auch im Gehirn zeigen, aber ich als Patient erlebe es nur als namenlose Angst und zeige Verhaltensweisen, die auf eine Traumatisierung hinweisen. Der Patient selbst kann nicht nachvollziehbar beschreiben, wie sich das in der Amygdala vollzieht.

Heinz Die Wirkfaktoren sind im alltäglichen Leben gar nicht gegeben, völlig klar. Ich würde allerdings die Freud'schen Annahmen nicht ganz so negativ sehen.

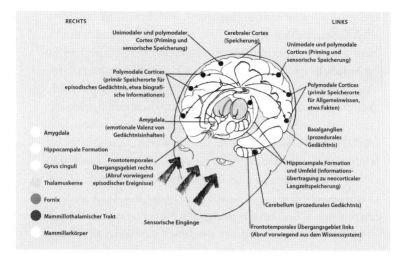

Abbildung 2: Der Mensch, sein Gehirn, die Wahrnehmung und die Wahrnehmungs-verarbeitung (Schmitt, 2008, S. 50)

ROTH Das ist auch gar nicht negativ gemeint.

HEINZ Sie haben natürlich recht, dass wir über psychische Erlebnisse reden, die nicht direkt zugänglich sind, und allein mit dem Reden darüber kommt schon die Sprache herein mit ihren mittrans-portierten Weltbildern, es tritt also schon eine Umwelt hinzu, und somit kommen Vorgaben und Setzungen herein. Ich bin ein gro-ßer Anhänger des Buches »Sprache – Denken – Wirklichkeit« von Benjamin Lee Whorf, auch wenn das linguistisch nicht mehr auf der Höhe der Zeit sein mag. Aber die Sprache prägt das Erleben.

ROTH Das glaube ich auch.

HEINZ Warum erfinden denn Psychotiker so oft, wenn sie ihre Erlebnisse zu schildern versuchen, völlig neue Wörter? Das mag man als eigenständige Sprachstörung benennen können, aber es gibt daran auch einen kreativen Aspekt, wenn sie dieses innere Erleben beschreiben wollen. Wir können das in unserem psy-chischen Zustand nur nicht nachvollziehen.

ROTH Natürlich. Versuchen wir doch nur mal, unsere innersten Gefühle für andere zu beschreiben. Oder nehmen Sie die Traumdeutung. Heute würden wir sagen, Träume entstehen nicht in der Amygdala, sondern sie werden vom insulären oder orbitofrontalen limbischen Cortex produziert, sonst könnten sie nämlich nicht bewusst werden, wären nicht erinnerbar. Darunter liegt irgendetwas, das die Träume buchstäblich »antreibt«, aber von den Träumen verlässlich auf das tatsächlich Unbewusste zu schließen … da würde ich doch sehr vorsichtig sein. Die Traumdeutung ist ein sehr wackeliges Feld.

Heinz Ja, aber eben faszinierend zugleich. Wenn man überlegt, dass das Gehirn allein nachts eine komplette Welt entwirft, die nicht »da« ist, aber doch da ist, und dass darin Menschen agieren und sogar logische Handlungen vollziehen. Ich habe neulich im Traum etwas richtig ausgerechnet, wie mir dann nach dem Erwachen klar wurde. Das ist doch klasse! Das zeigt doch, dass letztendlich unser inneres Erleben zentral ist für unser Tun und Denken.

Ich hatte einen Patienten mit einer Palinopsie. Er hatte einen Tumor im Gehirn, und zwar in dem Bereich, der den visuellen Cortex mit höheren kortikalen Zentren verbindet, in diesem Pathway, und hatte entsprechend einen Gesichtsfeldausfall. Nun gibt es das Phänomen, dass Menschen in den Gesichtsfeldausfall etwas hineinhalluzinieren, was da sein *könnte,* also ein Phänomen wie beim blinden Fleck im Auge. Dann habe ich den Patienten gefragt, ob er so etwas kenne, und er antwortete: »Ja, ich hatte das neulich erst. Da habe ich im Fernsehen Fußball geguckt und es fiel von der Seite ein zweiter Ball aufs Spielfeld. Ich wunderte mich, warum der Schiedsrichter nicht abpfiff. So ging das aber minutenlang, dass die mit zwei Bällen spielten, und ich habe mich aufgeregt, dass der Schiedsrichter das nicht merkte und das Spiel nicht unterbrach. Bis ich schließlich registrierte, dass ich das alles halluziniert hatte.«

Das zeigt, und das muss man sich mal vorstellen, was für ein unglaublich komplexer, toller Apparat unser Gehirn ist, der das schafft, nämlich Menschen in der richtigen Größe, mit den richtigen Trikots, mit der richtigen Rasenfarbe, mit einem zweiten Ball spielen zu lassen, und zwar in einer plausiblen Handlungskette. Aber alles das ist hineinprojiziert in den Gesichtsfeldausfall, und zwar stimmig mit allem, was da wirklich gerade passiert und mit allen Veränderungen, die sich ja fortwährend ergeben.

Der ganze Prozess ist dabei gleichzeitig nicht zugänglich, ja, wir kriegen den nicht einmal mit, wenn wir an all die Fehlleistungen im Alltag denken.

ROTH Ja, etwa bei Zeugen vor Gericht, was die alles beschwören und beschreiben, was sie genau und detailliert gesehen haben wollen.

Halluzinationen

Wir sind also nicht Konstruktivisten, sondern Halluzinisten. Wir sehen uns alles so zurecht, wie wir es sehen wollen, ganz aus uns selbst heraus.

ROTH In Grenzen.

HEINZ Ja, in Grenzen, denn eine Verbindung zur Realität muss es geben, sonst würden wir uns unentwegt die Knochen brechen. Was immer Realität sein mag da draußen, wir müssen sie halbwegs treffen, sonst würden wir ja komplett scheitern und verdammt früh sterben.

ROTH Es muss hinreichend sein.

HEINZ Ich streite mich da aber auch immer mit meinen phänomenologischen Kollegen, wenn ich sage: »Mensch, es gibt da draußen keine Farben, das sind Wellenlängen. Es gibt auch keinen festen Tisch, denn das Atom ist vom Elektron so weit weg wie Pluto von der Sonne: Eigentlich ist also doch alles nichts und die Buddhisten haben recht. Der einzige Grund, warum ich das als fest wahrnehme, ist, dass dieses Nichts – meine Hand – nicht durch jenes Nichts – diesen Tisch – durchgeht. Deshalb denke ich, es sei fest, obwohl es im Wesentlichen verteilte Energien sind.« Dann antworten die: »Ja, das ist deine Welt, für mich ist da aber ein Tisch.«

ROTH Na ja, man kann das natürlich noch viel einfacher als Neurophysiologe erklären. Woraus speist sich denn das erfahrene Bild? Aus der Aktivität einzelner Fotorezeptoren. Was machen die? Die erzeugen ein »Potenzial«. Das hat mit dem Tisch erst mal überhaupt nichts zu tun. Die vielen Tausende oder gar Millionen von Fotorezeptoren errechnen dann auf verschiedenen Stufen irgendwas, und zwar hoffentlich verlässlich, was dann für uns der Tisch ist. Wenn man rein naturwissenschaftlich fragt, und dazu muss man gar kein Konstruktivist sein, wie ein Auge das wahrnimmt, was wir »Umwelt« nennen, dann kann das alles auf Aktivität oder Hemmung von neuroelektrischen und neurochemischen Zuständen zurückgeführt werden.

Das ist die rückwirkende Überprüfung, ob das Bild, das wir uns von der Welt gemacht haben, stimmt oder auch ob wir durch die Tür kommen oder uns die Nase platt stoßen. Trotzdem sind Sie beide sich doch recht sicher, beispielsweise über mich als psychisches Wesen etwas zu wissen. Wie kommen Sie eigentlich darauf?

ROTH Wir handeln einfach so, weil es sich im Alltag bewährt hat.

Haben wir bei psychischen Qualitäten mehr als nur Analogieschlüsse von uns selbst auf andere zur Verfügung? Wir beobachten ein Verhalten und deuten das nach unseren eigenen Erfahrungen mit uns selbst, wir bilden Hypothesen, die in erster Linie mit uns selbst etwas zu tun haben.

ROTH Nein, das würde ich inzwischen ganz anders beschreiben. Wir wissen doch eine ganze Menge voneinander. Wenn meine primären Bezugspersonen nach meiner Geburt und über mehrere Jahre eng mit mir interagieren, sowohl verbal als auch und insbesondere nicht verbal, dann prägt mich darüber die Gesellschaft, in der ich aufwachse. Meine primären Bezugspersonen strukturieren also wesentlich mein Bild von der Welt. Ich werde rezeptiv, kognitiv und emotional von dieser Bezugsperson zutiefst geprägt, sodass meine Wahrnehmung von der Welt – dazu kommt ja die sprachliche Komponente, die gar nicht weggedacht werden kann – viel, viel gesellschaftlicher ist, als ich früher als Neurophysiologe jemals geglaubt habe. Wir sehen die Welt so, wie die Gesellschaft, die uns umgibt, sie sieht, und dann ist eben ein Tisch ein Tisch. Der Säugling oder das Kleinkind lernt, dass man das hier einen Tisch nennt. Dann fasst das Kind dieses Ding an und riecht es und so weiter, und so formt sich die Erlebnis- und Vorstellungswelt.

Ich bin also eher geneigt zu sagen: In dieser Welt sind wir auch die anderen. Das heißt, wie wir die Welt sehen, ist eben nicht eine singuläre Konstruktion eines individuellen Gehirns, sondern das Gehirn saugt die gesellschaftlichen Deutungen auf. Das macht uns in dieser Welt auch sicher, weil das, was wir aufgesaugt haben, funktioniert. Meistens jedenfalls.

Es gibt ja diese Experimente, in denen fünf von sechs Personen verabredet sind, um die sechste von etwas zu überzeugen, was für einen außenstehenden Beobachter falsch ist, beispielsweise davon, dass zwei Flaschen statt nur einer auf dem Tisch stehen. Es zeigt sich dabei, dass sehr viele Menschen bereit sind, schließlich zuzustimmen. Der Gruppendruck wird so groß, dass er dahin führt, die Sicht der Mehrheit zu teilen. Wird dann bei Religionen auch noch Bezug genommen auf ein höheres Wesen und behauptet die Gruppe, genau sagen zu können, welche Eigenschaften der liebe Gott oder Allah hat … Na ja, da müsste man dann schon mal fragen: Woher weißt du das eigentlich? Aber für die meisten Menschen wird das dann real.

Es ist schon ein bisschen erschreckend, dass diese gesellschaftliche Komponente bei unserem subjektiven Sicherheitsgefühl eine so große Rolle spielt. Letztlich handelt es sich nur um Konventionen. Konventionen, die ich von frühester Kindheit an immer wieder bestärkt bekommen habe. Teilt man die nicht, wird man ausgegrenzt und kann ganz schnell verrückt werden.

Heinz Herr Britten, Sie hatten ja nach der Analogie gefragt. Analogie bedeutet nicht, dass man sein Selbsterleben auf den anderen projiziert, denn das Selbsterleben ist nicht isoliert entstanden. George Herbert Mead hat gesagt, dass wir unser Selbst in Interaktion mit den anderen formen. Wenn ich etwas sage, erlebe ich die Reaktion der anderen, die erleben wiederum meine Reaktion und so weiter. Dies ist nahe an entwicklungspsychologischen Modellen, dass die ganze Selbstwahrnehmung immer auf der Reaktion der anderen beruht und dadurch tendenziell verschränkt ist. Natürlich, wenn sich eine Erwartungshaltung etabliert hat und es kommt nun aber ein anderer Mensch und reagiert auf eine für mich fremde Weise, dann setzt der ganze Modus ein, dass ich zwar eigentlich alles schon zu wissen meine, aber plötzlich anders reagieren muss. Deswegen gibt es ja die vielen kulturellen Missverständnisse, wenn die Leute »komische« Gesten machen, die ich nicht gewohnt bin.

Ich hatte mal eine autistische Patientin, die sagte zu mir: »Herr Heinz, die ganzen Theorien über Autismus sind völliger Quatsch, denn Autismus ist kein Defizit, sondern wir sind einfach empfindlicher als alle anderen.« Ein Beispiel war, dass alle am Tisch lachen, dass aber das Lachen für sie zu laut war, deshalb war es schmerzhaft. Somit konnten solche Situationen für diese Frau nicht angenehm sein. Aus diesem Grund zog sie sich zurück. Sie hatte die Theorie, dass dann bei einer sinnlichen Überreizung alles auf eine gewisse Art abgeschaltet würde. Ähnlich bei Berührungen, die mit dem kleinen Finger noch gingen, aber mit der ganzen Hand schon nicht mehr. Das sind andere Empfindlichkeiten, und die können individuell nun mal sehr stark variieren.

Trotzdem ist es nicht so, dass man im eigenen Kopf alles isolationistisch zusammenbaut und dann irgendwann mit der Welt in Kontakt kommt und die eigenen Dinge darauf projiziert.

Wir müssen dennoch sehr vorsichtig sein, wenn wir behaupten, wir wüssten etwas, oder?

Roth Natürlich, das ist *gefühlt.* Wir behaupten zwar oft, etwas ganz genau zu wissen, aber was wissen wir schon?

Heinz Das gilt natürlich für alles und jeden und insbesondere für die Psychiatrie. Man kann auf alles sehr unterschiedliche Blicke richten. Wenn ich diesen Baum da vor dem Fenster umhaue, ist die Frage, ob ich das als so und so viele Meter Festholz sehe oder als Verlust eines lebendigen Wesens oder gar als Störung des ökologischen Gleichgewichts. Es gibt diese unterschiedlichen Komplexitätsgrade. Aber der Grundzweifel kann immer an allem geäußert werden. In der Psychiatrie gibt es auch nicht auf der einen Seite die harte Biologie des Gehirns und die Neurologie und auf der anderen die psychologische Komponente, nein, es gibt beides.

ROTH Ich habe das vor zwanzig Jahren mal auf sehr tragische Weise selbst erlebt. Ich hatte damals einen hochintelligenten Doktoranden. Nach einiger Zeit fand ich manches, was er tat und wie er es tat, ein bisschen merkwürdig. Außerdem schien er ungeschickt mit unseren Tieren im Institut umzugehen, denn es waren einige gestorben, die für mich wertvoll waren. Schließlich stellte ich ihn zur Rede und sagte offen, dass ich sein Verhalten auffällig fände. Es wurde ein langes Gespräch, bei dem er schließlich berichtete, er komme aus einer Familie, die insgesamt sehr schwer depressiv sei – und er eben auch. Alle depressiven Familienmitglieder nähmen inzwischen Medikamente dagegen, aber er wolle das nicht, er lehne es ab. Ich bekam später sogar Anrufe von der Freundin, die immer unglücklicher wurde, weil er eine medikamentöse oder therapeutische Behandlung konsequent verweigerte.

Wir haben über viele Wochen immer wieder miteinander gesprochen – er nannte das immer sein Schwarzes Loch. Er fuhr dann in Urlaub, und es schien ihm anschließend wieder besser zu gehen. Er wollte sich auf die Doktorarbeit konzentrieren und wir haben intensiv immer wieder über die Arbeit geredet.

Irgendwann war ich für mehrere Tage unterwegs und bekam plötzlich einen Anruf, dass er sich im Labor mit einer besonders grausam wirkenden Chemikalie, Curare, umgebracht habe.

Das heißt, dass es da ganz tief innen etwas gibt, was sich unseren willentlichen Konstruktionen zu entziehen scheint. Das kann völlig diffus sein. Natürlich sind die psychischen Erkrankungen, wie wir sie beschreiben und konstruieren, gesellschaftlich »gemacht«, aber irgendetwas Manifestes scheint es dahinter doch zu geben. Das ist ja sichtbar. Und unser inneres Unglücklichsein kann sich völlig unserem Willen entziehen. Psychische Erkrankungen sind nicht einfach nur gesellschaftliche Konstrukte, das wäre zu einfach.

Vielleicht aber richten sich die Vorbehalte gegen die Medikamente eher gegen das Ausweiten der Krankheitszuschreibungen und des Medikamenteneinsatzes. Alles Mögliche ist ja heute eine psychische Störung.

HEINZ Es gibt wirklich viel Kritik an der Ausweitung der Diagnosen. Früher, als ich in der Psychiatrie anfing, gab es vier Krankheitsbilder: Delirien und Demenzen, die als exogene Psychosen beziehungsweise hirnorganische Psychosyndrome gewertet wurden, und es gab Schizophrenien und manisch-depressive Erkrankungen, dann war weitgehend Schluss. Ich fand das aus zwei Gründen gut: Die heutigen »Persönlichkeitsstörungen« zum Beispiel sind lauter Etiketten, die Menschen eigentlich beleidigen und schnell zur Abwertung beitragen. Auch das habe ich in den USA erlebt, wo Schwarze mit dem Etikett »Impulsivität« belegt wurden. Das heißt, eine solche Person könne die Bedürfnisbefriedigung nicht lange rausschieben, sondern möchte immer alles sofort haben. In meinen Forschungen dort korrelierte das aber nicht mit dem Serotonin, sondern mit sozialer Schicht und Armut. Wer etwas mehr Geld hatte, war prompt auch weniger »impulsiv«, konnte sparen und warten.

Gegen solche Ausweitungen von Krankheitszuschreibungen haben viele Leute zu Recht etwas, obwohl natürlich umgekehrt betroffene Menschen auch Sorge haben, dass sie für ihre durch Psychotherapie behandelbaren Beschwerden, wenn sie dann nicht mehr als »Krankheiten« zählen, keine Hilfe mehr erhalten. Wenn wir das, was früher »Schüchternheit« hieß, heute »Sozialphobie« nennen, dann kann so jemandem vielleicht in fünf Psychotherapiesitzungen geholfen werden, damit er einen Beruf ausüben kann, den er vorher nicht hätte erhalten können. Ich persönlich würde einer Gesellschaft empfehlen, diese fünf Therapiesitzungen aus dem Gesundheitsbudget zu bezahlen, so wie auch manche Schönheitsoperationen. Wir müssen das ja nicht pathologisieren. Eine missgestaltete Nase ist natürlich keine Krankheit, sondern wird einfach nur als unschön empfunden und hemmt jemanden. Im Einzelfall lässt sich also ein solches Problem relativ einfach lösen.

Dann gibt es Menschen, die Psychosen haben, die aber relativ bewusstseinsklar sind, also nicht wie beim Delir bewusstseinsgetrübt oder eingeengt, sondern die alles klar wahrnehmen. Die haben nun eine Auffassung von der Welt, in der sie von inneren Stimmen oder eingegebenen Gedanken beeinflusst sind, aber daraus nun mal ihr Weltbild basteln. In diesem Weltbild werden sie verfolgt oder anderweitig benachteiligt und sind nicht etwa krank. Sie kommen auch einigermaßen klar. Früher sind diese Menschen sehr häufig zwangsbehandelt worden, heute kommt es ein bisschen darauf an, in welcher Klinik man damit landet und wie die Richter und Gutachter den persönlichen Schaden beurteilen.

Roth Ich hatte mal einen Doktoranden, der eine Schizophreniediagnose hatte, aber seine Pillen nahm und seinen Doktortitel auch erreichte. Der hatte Phasen, in denen er in die Klinik verschwand, aber er kam immer zurück und arbeitete weiter.

Heinz Ja. Wütend auf unsere Krankheitskonstruktionen sind diejenigen, die keine Tabletten wollen, aber eben immer wieder sozial anecken. Die stellen zum Beispiel nachts das Radio laut, weil sie die Stimmen übertönen wollen, aber damit nun mal den Nachbarn ärgern. Dann kommt die Polizei, alles eskaliert, weil diese Personen die Polizei nicht in die Wohnung lassen. Jetzt macht wiederum die Polizei Druck, die überschreiten die Türschwelle, der Psychotiker schubst den Polizisten zurück, dann ist das Fremdgefährdung und so weiter. Patienten sind zu Recht, finde ich, sauer, weil sie auch heute noch oft sehr aggressiv in die

Psychiatrie gebracht werden. Eigentlich sollte das nur noch bei Fremd- und Selbstgefährdung geschehen und beim Vorliegen von Uneinsichtigkeit. Das heißt, wenn ich einsehe, dass das an meiner Psychose liegt, und sage, ich will das so und will keinesfalls in eine Klinik, dann bin ich zwar weiterhin dem Strafgesetz und der Toleranz meiner Mitwelt ausgeliefert, aber dann sollte ich nicht in die Psychiatrie gebracht werden.

Ich habe mich ja in dem Buch zum Krankheitsbegriff um eine solche Sicht bemüht und würde sagen: Wenn sich jemand Gedanken nicht selbst zuschreibt, sondern als von außen eingegebene Stimmen oder Gedanken erlebt, dann sollten wir das als medizinisch relevantes Krankheitszeichen werten, denn da handelt es sich um basale Funktionen, die wir für Menschen als generell sehr wichtig erachten. Ich würde aber vorschlagen, dass man »Erkrankungen« nur dann daraus macht, wenn diese Menschen entweder subjektiv darunter leiden oder in ihrer Umwelt gar nicht mehr klarkommen, und zwar im Sinne ganz basaler Alltagsdinge, also wenn beispielsweise jemand Stimmen hört, die sagen, das Essen sei vergiftet, und er hungert sich zu Tode. Das *ist* eine Erkrankung.

Wir hatten hier aber mal einen Patienten, der hörte zwar Stimmen, kam aber aus ganz anderen Gründen zu uns. Der sagte: »Jetzt lassen Sie mal die Stimmen in Ruhe, ich spekuliere an der Börse und bisher haben die mir immer die richtigen Tipps gegeben.« Da würde ich doch aus diesen Stimmen keine Krankheit machen. Ich kann als Arzt immer noch sagen, dass das eine Halluzination ist, also dass medizinisch ein Krankheitszeichen vorliegt, ja, aber die beiden anderen Punkte – er leidet drunter und ist sozial eingeschränkt – treffen nicht zu, somit würde ich keine klinisch relevante Erkrankung draus machen. Da müssen wir toleranter sein.

Setzen Sie denn voraus, dass Menschen, die solche Wahrnehmungen behaupten, etwas erfahren könnten, was Sie nicht erfahren?

Roth Es wird ja immer behauptet, beispielsweise in Hinblick auf Autisten, solche Menschen nähmen die Welt besser und unmittelbarer wahr als die anderen. Über depressive Menschen heißt es schon mal, dass die eigentlich ein realistischeres Weltbild hätten als andere. Mich erinnert das immer an den Cartoon, in dem einer auf der Brücke steht und runterspringen will. Ein anderer kommt hinzu, ist sehr besorgt und spricht lange mit ihm – und zum Schluss springen sie beide runter.

Der Psychotherapeut Georg Milzner hat mal geschrieben: Wenn er einem Klienten begegnet, der von sich sagt, er sei der wiedergeborene Jesus, dann sei seine Haltung erst mal die, dass er nicht weiß, ob es so ist oder nicht – Betonung auf »wissen«.

Heinz Das bezieht sich auf die Psychosekriterien. Der Psychiater Kurt Schneider – nicht zu verwechseln mit dem NSDAP-Mitglied Carl Schneider – hat versucht, die Diagnosen bewusst eng zu halten, und zwar aus gutem Grund, denn psychisch Kranke wurden ja damals auch ermordet oder mindestens zwangssterilisiert. Der hat zu Recht gesagt, das Vorliegen eines Wahns sei ein ganz schlechtes Kriterium für Psychosen. Warum? Weil wir ihn faktisch nicht prüfen können.

Ein Beispiel dafür sind Diskussionen um einen forensischen Patienten: Da erzählt jemand, wenn ich es richtig verstanden habe, auf vielen Hundert Seiten, wie die Welt ist, und irgendwo in der Mitte steht, dass seine Ehefrau illegal Geld in die Schweiz transferiert. Das ist zwar *insgesamt* schlecht zu prüfen, aber Schwarzgeldüberweisungen in die Schweiz kann man prüfen. Was hat Kurt Schneider deshalb gesagt? Haltet euch an die Wahnwahrnehmung, also an die wahnhafte Bedeutungszuschreibung, an eine reale Wahrnehmung, und prüft diese. Wenn jemand kommt und sagt, ich bin Christus, können wir das gar nicht prüfen. Wenn der aber sagt, er sei Christus und deswegen stehe hier diese rote Tasse auf dem Tisch, weil er vorher durch Gedankenmanipulation meine Sekretärin dazu gebracht habe, dass sie genau diese Tasse für Sie hinstellt, um Ihnen zu sagen, dass Sie Kommunist sind, dann sind bestimmte Wahrnehmungen oder Tatsachen darin sehr wohl prüfbar.

ROTH Wunderbar. Hier sind sechs Krüge voll Wasser, bitte mach guten Wein draus!

HEINZ Also, das Einschätzen eines Wahnes und die Unterscheidung von einer eigentlichen Überzeugung sind ganz schwierig. Man muss die einzelnen Wahnwahrnehmungen sehen. Wir hatten hier vor einiger Zeit eine interessante Geschichte mit einem neuen Patienten und einem Langzeitpatienten. Dieser Langzeitpatient glaubt, dass er Gott ist. Nun kam der Neue und behauptete ebenfalls, Gott zu sein.

ROTH Also Vielgötterei.

HEINZ Nein, die beiden stritten sich eine Weile darüber, wer recht hat, denn das war ja ganz schwierig zu verhandeln: »Ich bin Gott.« – »Nein, das ist falsch, ich bin Gott.« Schließlich hat unser Langzeitpatient die Diskussion mit einem klaren Statement beendet. Er hat gesagt: »Jetzt ist Schluss mit dem Quatsch, ich bin Gott und du hast keine Krankheitseinsicht.«

ROTH Ein Wahn zerstört eben auch die zwischenmenschliche Kommunikation, weil er nicht überprüfbar ist. Wahnhafte Kommunikation ist nicht nur naturwissenschaftlich gesehen, sondern schon allein als kommunikativer Akt unbrauchbar für das zwischenmenschliche Miteinander. Uns fehlen dann die Bezugspunkte.

Aber auch die sind nicht so ganz leicht generalisierbar für alle.

ROTH Ich denke, man muss dabei immer fragen, wie schwer die persönliche Belastung im Privat- und im Berufsleben ist. Das läuft dann auf eine Gaußkurve hinaus, bei der wir sagen: Bei plus/minus Standardabweichung nennen wir das »normal«, da sind wir tolerant. Jemanden, der ein bisschen eigenbrötlerisch ist oder argwöhnisch, bei einem ziemlich eifersüchtigen Menschen oder auch einem, der ein bisschen »spinnerte« Ideen hat, all die tolerieren wir mit einem gewissen Maß an Gelassenheit. Ab einem bestimmten Ausmaß des Verhaltens aber kann man mit solchen Leuten nicht mehr kommunizieren oder zusammenarbeiten. Das würde ich für ein wichtiges Maß halten. Es stellt sich die Frage: Inwieweit bin ich in meiner privaten und beruflichen Lebensführung oder sind andere durch mich so sehr beeinträchtigt, dass entweder ich den Wunsch habe oder man von außen den Wunsch an mich heranträgt, mein Verhalten zu verändern. Wenn andere aber nur sagen, da sei ein Defekt, den ich zu verändern habe, dann ist das schon schwieriger.

Bei den medizinischen Zuschreibungen muss man gleichzeitig hinzufügen, dass uns bei der Diagnostik auch nichts anderes bleibt, als sich an Manuale zu halten, insbesondere wenn die Krankenkassen bezahlen sollen, aber natürlich klebt man dann mit ICD oder DSM ein stark vereinfachtes Etikett darauf, wohinter eigentlich eine viel kompliziertere Sache steckt.

Heinz Ja, unsere Krankheitskataloge erfassen im Augenblick nur den medizinischen Aspekt: Hat jemand Halluzinationen oder hat er sie nicht? Ich muss dann nicht, um eine Erkrankung zu diagnostizieren, das Leiden beziehungsweise das Ausmaß des subjektiven Leidens beurteilen, was aber meines Erachtens eine große Rolle spielt und spielen sollte.

Roth Sie meinen, ob jemand darunter leidet oder nicht?

Heinz Genau. Nehmen wir wieder einen Stimmenhörer: Das medizinische Kriterium der Halluzination erfüllt so jemand. Das reicht im DSM wie auch in der ICD aus, sofern das lang genug andauert und noch andere Beschwerden dazukommen, denn ein einziges Symptom kann noch keine Erkrankung sein. Nehmen wir also an, es kommen noch eingegebene Gedanken dazu, die ebenfalls lang genug andauern. Diagnostisch würde das laut ICD schon ausreichen, um eine schizophrene Psychose zu vergeben. Der Betroffene muss gar nicht drunter leiden, und ich muss auch nicht nachweisen, dass das seine soziale Teilhabe beeinträchtigt. Das wären aber zwei *notwendige* zusätzliche Kriterien, die ich vorschlagen würde, also eine davon müsste gegeben sein, damit man von einer »Erkrankung« sprechen darf. Damit wären dann auch Menschen mit besonderen religiösen Erfahrungen ausgenommen. Ich füge das hinzu, weil ich als Neurologe und Psychiater auch solche Erfahrungen als eine Halluzination beschreibe, dabei aber keine Krankheitsdiagnose stellen muss.

Das ist ein gutes Beispiel, denn religiöse Menschen behaupten ja sehr oft auch, etwas ganz Bestimmtes »erfahren« zu haben.

HEINZ Natürlich, deswegen kann man die auch in Ruhe lassen, denn die leiden darunter ja nicht, im Gegenteil. Aber medizinisch gesehen ist eine Halluzination eine Halluzination.

Da wird eine »Erfahrung« ins eigene Innenleben verlegt und nicht mehr mit einer prüfbaren Realität abgeglichen. Sie ist mit anderen Menschen dann auch nicht mehr kritisch kommunizierbar.

HEINZ Trotzdem finde ich – und das ist eine der wenigen humanitären Errungenschaften der naturwissenschaftlich ausgerichteten Psychiatrie –, dass die Schuldzuweisungen, und zwar von »du bist böse« bis »vom Teufel besessen«, dass auf solche Zuschreibungen verzichtet werden muss.

Ich hatte mal das Vergnügen, auf einer Ethnologentagung darüber sprechen zu dürfen, dass wir – vielleicht sogar zu Recht – eine Idealisierung der Naturreligionen betreiben. Wenn zum Beispiel jemand sagt, er habe sich seine Psychose spirituell durch einen Schamanen erklären lassen und habe sie nun für sich integriert, dann finden das viele ganz toll, weil dieses für uns Fremde und das Außereuropäische eine bestimmte Romantik bedienen.

Die sozialen Implikationen der Religionen sehen wir uns aber meistens nicht mehr so genau an. Es gab 2008 einen historisch nicht ganz unwichtigen Kongress der Österreichischen Psychiatrischen Gesellschaft in Graz, die mitveranstaltet wurde von Opus Dei, einer fundamentalistischen katholischen Organisation. Ein Psychiatrieprofessor, der eben auch bei Opus Dei Mitglied war, hatte einen Exorzisten eingeladen, der Homosexuelle »heilte«. Der Grund für die Einladung war, dass manche Homosexuelle ja unter ihrer Homosexualität leiden würden – und diese müsse man heilen. Deswegen gab es Proteste vonseiten der Schwulen- und Lesbenbewegung. Aber der Exorzist hat mich noch aus einem anderen Grund aufgeregt, denn Menschen mit Psychosen sollte man eben nicht einreden, dass sie von Dämonen besessen seien. Mein vielleicht etwas ketzerischer Ansatz war, zu sagen: Wenn wir gegen Exorzisten sind, weil wir wissen, was das an Ausgrenzung und Unterdrückung und Stigmatisierung bedeutet, dann sollten wir nicht ganz so romantisierend gegenüber Schamanen sein, die das mit Geistern statt mit dem Teufel erklären.

Da muss man abwägen, was das bedeutet und was das nach sich ziehen kann. Ich finde es wichtig, dass die Medizin eben nicht sagt, etwas oder jemand sei »böse«. In unserer Kultur und in vielen individuellen Weltbildern existiert ein »Teufel«, aber daraus zu machen, dass es sich nicht um eine Halluzination handele, wenn jemand Stimmen hört, sondern dass da tatsächlich der Teufel zu ihm spreche und ihm einrede, dass er verdammt sei, weil er zu wenig in die Kirche gegangen ist … das ist für mich als Arzt ein No-Go. Was man privat glaubt, ist jedem selbst überlassen, aber im Beruf geht das gar nicht.

ROTH Wir haben ja historisch Vorbilder, die noch viel weiter gingen. Um 1900 wurde, wenn ich mich recht erinnere, Robert Koch von der evangelischen Kirche Preußens wegen Gotteslästerung verklagt, weil er behauptet hatte, entzündliche Erkrankungen kämen von Bakterien. Das sei eine unglaubliche

Gotteslästerung, weil ja Erkrankungen vom lieben Gott kämen, und zwar als Strafe oder als Prüfung. Im Jahr 1900 – das ist noch nicht so lange her. Armut galt als Schicksalsschlag, und Krankheiten kamen vom lieben Gott. Das finde ich immer bedeutsam, wenn ich mit geisteswissenschaftlich orientierten Kollegen rede, die sagen, psychische Erkrankungen hätten doch mit dem Gehirn nichts zu tun. Ich übertreibe hier nicht, das passiert mir immer wieder. So furchtbar viel weiter sind wir auch heute nicht. Ich habe das ja als Kind in der katholischen Kirche alles miterlebt. Bis heute existieren noch Exorzisten, auch im Vatikan.

Heinz Natürlich. Das kam auf dieser Tagung auch heraus, dass das noch viel verbreiteter ist, als viele von uns wahrhaben wollen. Wenn jemand, der spirituell ist, für sich innerhalb seines Weltbildes so etwas annimmt, dann ist das dessen Erklärungsmodell. Das kann ich im Sinne des Konstruktivismus tolerieren und mich zurückhalten. Aber *mein* Bild ist es nicht und in der Medizin würde ich damit nicht arbeiten. Unsere heutige Medizin ist ein Kind der Aufklärung, und es hat Vorteile, dass man nicht in diese Ecke geht. Ich räume aber auch ein, dass das manchmal zu Verengungen führt, deshalb gibt es ja auch immer wieder solche Bemühungen, das Spirituelle aufzuwerten.

Auch dazu möchte ich eine Anekdote erzählen: Es gibt hier einen Verein, der sich um Fragen der seelischen Gesundheit kümmert. Der hatte eingeladen zu einer Veranstaltung zur Spiritualität. Das Publikum schien ziemlich homogen, sodass zunächst alles nach eitel Sonnenschein aussah. Alle fanden Spiritualität wichtig und eine türkische Kollegin erzählte, wie wichtig es sei, dass sich in unseren Krankenhäusern auch Muslime angenommen fühlen, denn denen gebe eben die Religion viel Sicherheit. Plötzlich aber brach es hinten in der letzten Reihe aus einem türkischen Sexualtherapeuten heraus, der rief dazwischen: »Ich möchte nur eins sagen, 90 Prozent meiner Patienten haben Schwierigkeiten mit der Religion, 90 Prozent!«

Damit erschien dieses vermeintlich tolle spirituelle Erleben vor einem ganz anderen Hintergrund.

Den Unterdrückungsaspekt von Religionen sollte man nicht leugnen, nur weil man auf einer romantisierenden Weise meint, wenn man von Geistern rede, würde man die subjektive Entfremdung in den westlichen Ländern befreiend aufheben – das finde ich naiv. Wir müssen uns schon ansehen, wozu das eingesetzt wird und was das für die Leute bedeutet. Dennoch gehen mich deren private religiöse Überzeugungen nichts an.

Das betrifft den privaten Glauben an ein Jenseits, ja. Aber ausformulierte Religionen mit Missions»auftrag« und deren Institutionen bringen doch viel Leid und Blutvergießen unter die Menschen.

HEINZ Ja, aber das ist eine Frage an uns als Bürger und als sozial engagierte Menschen mit einer Utopie. Meines Erachtens sollte sich die Medizin auf die Einzelfälle fokussieren. Es nützt nichts, ganze Religionen oder Ideologien als »wahnhaft« zu bezeichnen.

.

WAS WISSEN WIR?

»*Vielleicht können wir in der Neurobiologie irgendwann einmal unseren Teil dazu beitragen, die therapeutische Komplexität durchschaubar zu machen.*«
Gerhard Roth

Die Komplexität der psychischen Welt

Wir hatten vor rund zwei Jahrzehnten den Genetikhype. Ziemlich vollmundig wurde in Aussicht gestellt, jetzt würden die Krankheitsursachen gefunden und neue Möglichkeiten der Heilung psychischer Erkrankungen gleich noch mit. Ist von dieser Hoffnung auf »objektive Befunde« nichts geblieben?

ROTH Ich habe mich sehr intensiv in die Psychotherapieforschung reingelesen und mache inzwischen auch eigene Forschung in diesem Bereich. Außerdem treffe ich mich regelmäßig mit einer Psychotherapeutin für gezielte Gespräche darüber, was genau die macht. In erster Linie ist sie kognitive Verhaltenstherapeutin. Es ist hochspannend, dass die Neurobiologie erklären kann, warum die Selektiven Serotonin-Wiederaufnahmehemmer so eine merkwürdige Wirkung haben: Bei einem Drittel wirken sie gut, bei einem Drittel nur schwach, bei einem Drittel überhaupt nicht. Woher kommt das? Und: Warum setzt die Wirkung erst nach zwei bis sechs Wochen ein?

Inzwischen gibt es Experimente, die zeigen, dass es eben nicht nur die Aufnahmehemmung sein kann, denn dann müsste ein solches Medikament beinahe sofort wirken. Man muss also fragen, ob es wirklich der Transporter ist oder ob nicht ganz andere Dinge eine Rolle spielen, zum Beispiel die Neubildung von Neuronen, von Interneuronen im Hippocampus, im Striatum und so weiter. Diese Neubildung von Neuronen dauert nämlich zwischen zwei und sechs Wochen. Auch ist dieser Vorgang von einer ausreichenden Stimulation durch das »Bindungshormon« Oxytocin abhängig, das wiederum in der »therapeutischen Allianz« eine wichtige Rolle spielt.

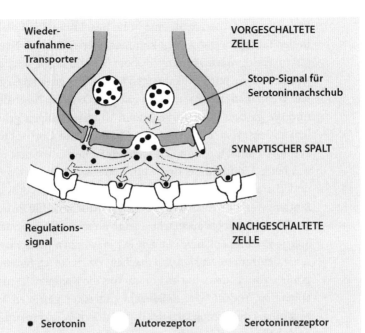

Der von einer Nervenzelle ausgeschüttete Transmitter Serotonin (blaue Kugeln) heftet sich an Rezeptoren auf einer nachgeschalteten Zelle. Verschiedene Antidepressiva hemmen die Wiederaufnahme, sodass der Serotonin-Spiegel im synaptischen Spalt steigt.

Abbildung 3: Die synaptische Übertragung unter der Wirkung von Antidepressiva (Schmitt, 2008, S. 55)

Die Neurobiologie kann inzwischen erklären, warum das alles so kompliziert ist, und zwar schon allein auf der neurobiologischen Ebene. Wir sagen inzwischen: Sprechen wir doch nicht allein vom Serotonin, sondern fragen wir uns, welche verschiedenen Rezeptortypen von Serotonin involviert sind, denn die machen teilweise völlig unterschiedliche Sachen und können in ihrer Wirkung auch nachlassen.

Oder betrachten wir es von einer anderen Seite: Zurzeit erhält die therapeutische Allianz, also die Bindung zwischen

Patienten und Therapeut, eine hohe Beachtung. Und die ist in der Tat sehr wichtig. Nun kommen aber »gläubige« Neuropharmakologen wie Florian Holsboer her und sagen, das ließe sich alles allein mit Medikamenten lösen. Aber ganz im Gegenteil: Wenn man sich mal intensiv mit dem Oxytocin beschäftigt und die ganzen dazu vorliegenden Untersuchungen gründlich ansieht, also auch dazu, wie Oxytocin mit Cortisol und Serotonin und Dopamin und anderen Stoffen interagiert und was beim Kind und bei der Mutter oder was beim Patienten und Therapeuten alles abläuft, dann wird einem klar, dass das Bindungsverhalten 30 bis 70 Prozent, ja manchmal 100 Prozent des Therapieerfolgs ausmacht – ganz ohne Psychopharmaka. Solche Zusammenhänge können wir inzwischen naturwissenschaftlich zumindest *plausibel* machen. Das halte ich für einen großen Vorteil, denn nur so kommt uns die Komplexität nicht abhanden, sodass wir – vielleicht mit einer gewissen Verzögerung – die Komplexität der psychiatrischen Erkrankungen doch halbwegs erklären können.

Ähnlich ist es mit der Entdeckung bestimmter Varianten von Regulatorgenen und der Erkenntnis, dass deren Arbeit viel komplizierter ist, als wir lange Zeit dachten. Es sind bei bestimmten Erkrankungen vielleicht nicht drei, es sind vielleicht zwanzig bis über hundert derartige Varianten oder Polymorphismen, die eine Rolle spielen. Es gibt nicht hier die Geisteswelt und da die materialistische Welt, sondern wir sehen, dass die Welt der Naturwissenschaften helfen kann, die Komplexität der psychischen Welt zu begreifen.

HEINZ Dennoch ist es natürlich beeindruckend, dass Medikamente bei *einzelnen* Personen sehr starke Effekte erzielen können. Diese Einzelnen bleiben uns dann auch im Gedächtnis. Das muss man, glaube ich, mal erlebt haben, sonst kann man sich das gar nicht vorstellen. Wir müssen aber placebokontrolliert testen und die Nebenwirkungen müssen wir natürlich auch kontrollieren. Das ist schwierig, denn die Antidepressivawirkung der alten Medikamente ist beispielsweise immer viel besser als die der neuen, was aber nicht zuletzt daran liegen mag, dass wir sofort nach der Einnahme einen trockenen Mund bekommen und nun wissen, dass das eben kein Placebo ist. Sorgen wir dafür, dass der trockene Mund auch beim Placebo eintritt, dann sind die Differenzen schon nicht mehr so groß. Trotzdem: Es gibt Leute, denen wird mit Medikamenten einfach massiv geholfen.

Hin und wieder gibt es dann diese Leute, die die ganze Fachwelt verrückt machen, wie vor Jahren der Herr Ameisen aus Frankreich, der sich hinstellte und sagte: »Ich bin alkoholabhängig gewesen und habe tausend Stunden Therapie gemacht, was mir nicht geholfen hat, aber dann habe ich Baclofen ausprobiert und bin nun nicht mehr abhängig. Ich kann trinken und ich kann nicht trinken, ich bin völlig entspannt.« Das Medikament hat alkoholähnliche Wirkungen, und zwar offenbar ohne selbst abhängig zu machen. Der hat die Fachwelt wahnsinnig gemacht, weil viele natürlich sagten, der mache ihnen die ganzen Therapien kaputt, weil sie selbst den Leuten sagten, sie müssten für immer abstinent bleiben. Jetzt kommt Herr Ameisen daher und sagt, alles sei mit Baclofen ganz einfach zu erreichen. Natürlich stimmt das so auch gar nicht, denn es handelt sich nicht um eine Wunderdroge und wirkt längst nicht bei jedem. Nur finde ich, dass wir so etwas auch zulassen können sollten, nämlich dass Einzelnen so deutlich geholfen wird.

ROTH Es gibt eine ähnliche Situation mit einigen Patienten, bei denen reizt man den Nucleus subthalamicus chemisch, und plötzlich ist die Sucht weg. Es funktioniert nicht immer und es ist auch sehr schwierig, aber bei einigen funktioniert es.

HEINZ Wir sind schlichtweg auch biologische Wesen. Und für manche Leute kann eine solche chemische Beeinflussung unglaublich hilfreich sein. Dennoch, meine ich, sollte man immer auch Psychotherapie machen. Früher galt ja beispielsweise für Psychosen, dass bei ihnen Psychotherapie kontraindiziert sei. Das, finde ich, ist falsch. Allerdings müssen auch Psychotherapeuten zulassen – und das tun ja zum Glück die meisten Psychotherapeuten auch –, dass Medikamente helfen können. Aber man bekommt mit einem Medikament kein soziales Problem gelöst. Meines Erachtens wird bei ADHS in den USA viel zu viel Ritalin verschrieben. Das heißt aber nicht, dass es nicht einzelne Menschen gibt, die wirklich massiv davon profitieren.

Herr Professor Roth, Sie würden also sagen, dass die Hirnwissenschaft irgendwann mal relativ präzise beschreiben kann, welche neuronalen Strukturen zu unseren psychischen Ereignissen gehören und damit eben auch zu den psychischen Beeinträchtigungen. Ich höre bei Ihnen aber immer heraus, dass Sie und Ihre Kollegen uns in erster Linie eine hohe Komplexität prophezeien.

ROTH Der Hauptvorwurf einiger Psychiater gegen die Hirnforschung lautet, wir hätten ja gar keine Ahnung von der Komplexität. Aber das stimmt nicht. Wir mögen ja immer noch primitive Denker sein, aber wir können längst differenzierte Beschreibungen liefern. Das Gehirn ist so komplex, dass auch nur komplexe Herangehensweisen zu Lösungen führen werden. Mag sein, dass unsere heutigen Modelle immer noch sehr schlicht sind. Kommen wir doch noch einmal auf das »Drittelgesetz« zurück. Ulrich Sachsse sagte mir einmal auf die Traumatherapie bezogen: Bei einem Drittel aller Patienten habe er prima Erfolge, beim zweiten Drittel nicht so sehr und beim dritten Drittel habe er gar keine Chance, etwas nachhaltig zu verändern – und er habe auch keine Ahnung, warum sich das so verteilt. Vielleicht könnte die Neurobiologie eine Chance sein, zusammen mit der Psychiatrie und der Psychologie herauszufinden, warum dieses Drittelgesetz zu gelten scheint.

Vielleicht können wir in der Neurobiologie irgendwann einmal unseren Teil dazu beitragen, die therapeutische Komplexität durchschaubar zu machen. Warum sollte man das Argument, wir würden das nie erklären können, akzeptieren?

HEINZ Natürlich ist es eine Herausforderung, mehr über die einzelnen Transmitter-Pathways und ihre komplexen Wirkungen zu erfahren. Oder nehmen wir die Bildgebung: Da ist ja das Problem, dass wir noch gar nicht wissen, welche Transmitter jeweils dahinterstecken, denn bei der Kernspintomografie können nur aktivierte Regionen und keine Transmitter abgebildet werden. Das Ganze hat sich wegbewegt von den Transmittern hin zu den Hirnregionen. Natürlich aber brauchen wir die Transmitter und die Signalketten nach den Transmittern. Wie Sie schon sagten, Serotonin wirkt auf Rezeptoren, die dann zum Beispiel BDNF und andere neurotrophe Schutzfaktoren freisetzen, das wiederum wirkt auf Neuronen und vielleicht noch auf Signalketten, an die man bisher gar nicht gedacht hat, wie zum Beispiel Ceramid, das Kollegen aus Erlangen um Erich Gulbins erforscht haben. Das alles ist ziemlich komplex. Wir können unser Verstehen nun mal nur schrittweise aufbauen.

Damit jedenfalls würden wir auch die Medikamentennebenwirkungen besser verstehen. Ich habe gegenwärtig einen Aufsatz auf dem Tisch liegen, in dem die Autoren sagen, sie können gar nicht nachvollziehen, dass Neuroleptika für die Negativsymptome verantwortlich sein sollen. Was sind denn nun eigentlich »Negativsymptome«? Das ist wieder so eine simple amerikanische Einteilung, nach der positiv alles das ist, was »zu viel« ist, Stimmenhören etwa, und negativ ist alles, was »zu wenig« ist, also Motivation und Kognition. Dahinter steckt aber natürlich ein riesiger, komplexer Bereich, der damit gar nicht angemessen abgebildet wird.

Unter die Negativsymptome fallen: Ich kann mich schlecht konzentrieren, ich halte mich zurück, weil ich mich verfolgt fühle, ich bin apathisch, weil die Neuroleptika meine Motivation biologisch blockieren oder weil ich depressiv bin, denn meine Freundin hat mich verlassen und, und, und. Wer diesen viel zu breiten Begriff der Negativsymptome nutzt und korreliert das mit der Neuroleptikagabe, findet dann, dass es nicht signifikant wird. Das ist natürlich idiotisch, Entschuldigung. Biologisch plausibel wäre, Dopamin mit Kognition und mit dem frontalen Cortex im Zusammenhang zu sehen, aber nicht mit dem Striatum, wo diese Forscher es aber messen. Im Striatum müssten sie hingegen nach Auswirkungen der Neuroleptika auf die Motivation suchen. Ist jemand apathisch, hat also ein Negativsymptom wie Apathie, dann hat das nichts damit zu tun, ob er sich aus Angst zurückzieht, weil er sich verfolgt fühlt, was aber auch ein Negativsymptom ist. Und es hat auch nichts damit zu tun, wie schnell jemand kleine Rätsel löst oder wie schnell er spricht, was ganz woanders im Gehirn gesteuert wird.

Wenn man diese ganze Vielfalt ignoriert und eine wunderschöne biologische Messung der Rezeptoren macht und man nimmt einen schlichten Summenscore der Negativsymptome und einen Subscore hinzu, wie sozialer Rückzug, der alles beinhaltet von »keine Lust« bis »Angst«, dann kommt halt nichts dabei heraus. Das heißt, die Neurobiologie muss von den Konzepten her und was die Auswirkungen angeht, auch mit einer angemessenen, wenigstens einigermaßen klar strukturierten klinischen Frage angegangen werden. Wenn ich Rezeptoren mit summarischen Fragen darüber, wie es jemandem gerade »geht«, verbinde, dann kommt dabei nur wenig heraus.

ROTH Man würde da strukturell eher einen »Wohlbefindlichkeitsrezeptor« suchen …

Aber diese Studien werden finanziert. Wer prüft das, wer begutachtet, wer empfiehlt die Finanzierung? Das sind Fachleute!

HEINZ Letztendlich ist das Problem bei allen Wissenschaften dasselbe, dass nämlich Themen beforscht werden, die gerade hip sind. Das ist immer leichter, als wenn wir etwas beforschen, was gerade nicht »in« ist. Das ist einfach so und das kann man nur sehr eingeschränkt von außen beeinflussen. Gleichzeitig ist mir aber immer noch lieber, wenn Forschung selbstorganisiert stattfindet, und zwar trotz der Tendenz, dass selbstorganisierte Lemmingsherden auch mal übers Kliff fallen, als dass es fremdorganisiert ist, beispielsweise vom Staat. Dann geht es schnell darum, was sozial erwünscht ist, und dann darf es plötzlich in unserer ach so perfekten Gesellschaft keine Suizide mehr geben. So etwas ist ja nicht besser. Das heißt, es ist eine Aufgabe kritischer Wissenschaft, solche Fehlfokussierungen zu kritisieren.

ROTH Da spielen ja allein schon die »Editorial Boards« eine unglaubliche Rolle. Bei manchen Zeitschriften weiß man schon vorher, dass man zu diesen Redaktionen keinen Aufsatz zu schicken braucht. Da gibt es Mitglieder, die sagen, dass sie an einen bestimmten Ansatz eben nicht *glauben*.

Welches Wissen wollen wir glauben …

ROTH Ein ganz berühmtes Beispiel bezüglich affektiver Störungen war die Untersuchung des Cortisol. Die einen fanden einen Hypercortisolismus, also einen zu hohen Spiegel an Cortisol, die anderen einen Hypocortisolismus, also zu wenig Cortisol. Beide Seiten haben sich gegenseitig die wissenschaftliche Richtigkeit abgesprochen. Ähnlich ging es bei der Schrumpfung des Hippocampus bei traumatisierten Personen: Die einen fanden sie, die anderen nicht, und man sprach sich gegenseitig die wissenschaftliche Glaubwürdigkeit ab. Heute aber wissen wir, dass es in Fällen schwerer Traumatisierung zum Stop der Neubildung von Zellen und daher zu einem Netto-Zellverlust im Hippocampus kommt, in weniger schweren Fällen zu rein funktionalen Beeinträchtigungen. Dies löst den scheinbaren Widerspruch auf.

Wenn man sich also die Mühe macht – und wir haben das getan – und sich ausführlich mit der Fachliteratur vertraut macht – immerhin handelt es sich dabei um ein paar tausend Artikel –, dann kommt man darauf, dass verschiedene Labors oft unterschiedliche Dinge messen. So stellte sich etwa heraus, dass die einen an kleinen Kindern, die anderen aber an Adoleszenten gemessen hatten. Oder wenn man traumatisierte Personen hat, dann ist die Frage, ob es schwer oder nur schwach traumatisierte Menschen sind, und dabei wiederum spielt eine Rolle, wie man »schwer« und »schwach« definiert. Plötzlich fragt man sich, ob das nicht eine umgekehrte U-Kurve sein könnte, dass nämlich zu wenig Cortisol genauso schlimm ist wie zu viel. Das muss ja nicht immer eine Linie sein.

Für solche Phänomene gibt es auch ein Beispiel, das Oxytocin, das sogenannte Kuschelhormon. Es ist inzwischen bekannt, dass, wenn man jungen Vätern und Müttern Oxytocin gibt, einige von ihnen plötzlich aggressiv gegenüber Dritten werden. Das kann aber auf den ersten Blick nicht sein, denn wir müssten durch Oxytocin doch alle freundlich werden. Denken wir aber mal als Biologen: Ich muss als Vater und Mutter mit meinem Nachwuchs eng verbunden sein, jetzt kommt aber ein Dritter hinzu – will der mir vielleicht mein Baby nehmen? Da muss ich doch meine Brut verteidigen. Oxytocin induziert gemeinsam mit Arginin-Vasopressin in diesem Zusammenhang auch die Aggression nach außen.

Gerät man also an einen Gutachter – und uns ist es so ergangen –, der empört fragt: »Was, die behaupten einen Hypocortisolismus, das kann nicht sein«, dann fällt man eben durch. Wir haben seinerzeit einen berühmten Cortisolexperten angeschrieben und haben den gefragt, ob denn nicht beides sein könne, und der antwortete sofort: »Natürlich kann das sein.«

Aber Sie haben vorhin auch methodische Mängel angesprochen. Leute wie Sie wissen doch nun einigermaßen, in welchen Regionen des Gehirns man was messen kann.

Heinz Na ja, die einzelnen Messungen sind ja in Ordnung, nur die Korrelationen mit den berichteten Beschwerden sind oft nicht gut oder zu undifferenziert, weil die Beschwerden viel zu summarisch erfasst werden. Natürlich kommen auch Messfehlerprobleme vor. Wir haben unter Matthias Reimold eine schöne Studie gemacht, in der wir Opiatrezeptoren gemessen haben, und zwar mit dem Softwarepaket SPM, mit dem eigentlich alle Welt heute die Bilder der bildgebenden Verfahren auswertet. Dann kam ein Kollege aus Tübingen und sagte: »Guck mal hier, die größte Differenz zwischen Alkoholabhängigen und Gesunden findet sich in der Capsula interna.« Doch das ist Unsinn, denn das ist weiße Substanz und da gibt es gar keine Rezeptoren, weil sie zwischen zwei grauen Substanzen liegt, also zwischen zwei Nervenzellhaufen in den Basalganglien. Also hat er das noch mal nachgerechnet, und zwar nicht nur einmal. Das Ergebnis blieb aber immer dasselbe.

Was fanden wir heraus? Beim Auswerten der Bildgebung wird immer ein bisschen räumlich »geglättet«, denn die untersuchten Menschen sind ja alle ein bisschen unterschiedlich und man bewegt sich eben doch ein bisschen. Was sieht man also in diesen Bildern? Man sieht nicht die biologische Differenz, sondern wir sehen eine statistische Darstellung: biologische Differenz geteilt durch die Varianz. In der grauen Substanz, da, wo es Nervenzellen gibt, gibt's eine relativ große Varianz der Rezeptoren, in der weißen Substanz gibt es keine Rezeptoren, also auch keine Varianz. Liegt die weiße Substanz zwischen zwei grauen Substanzbereichen und wird dann räumlich geglättet, also alles ineinander vermischt, dann zieht die statistische Darstellung den biologischen Unterschied automatisch in die »Mitte«, weil die Varianz nicht da ist. Der Kollege hat das anschließend sogar wunderschön simulieren können.

Aufgrund dieser Einschränkung hätten wir unsere Ergebnisse fast nicht publiziert bekommen, denn die SPM-Unterstützer waren der Meinung, das sei völliger Blödsinn, solche Phänomene seien im Programm berücksichtigt. Stimmt aber nicht! Das heißt, alle Bilder, die wir finden, liegen immer ein bisschen daneben, sind »falsch«, weil dieser eingebaute Mechanismus das jeweilige Maximum ein Stück von der grauen in die weiße Substanz herüberzieht. Früher haben wir bei solchen Arbeiten immer angeben müssen, wie nah das zum nächsten Cluster grauer Substanz stand, heute finden wir solche Angaben gar nicht mehr in Publikationen. Irgendwann haben Forscher sich abgewöhnt, so genau hinzusehen. Das heißt nun nicht, dass diese Bilder alle falsch sind, sondern sie haben schlicht einen systematischen »Dreh« drin.

ROTH Wir haben die große »Hanse-Neuro-Psychoanalyse-Studie« in Bremen und Delmenhorst gemacht und uns begleitend viele Studien angesehen, in denen die Leute bei Angststörungen nichts in der Amygdala gefunden haben. Das war eigenartig, weil wir im Gegensatz hierzu in der Amygdala deutliche Überaktivierungen gefunden hatten. Woher rührten diese Unterschiede? Erstens muss man natürlich wissen, dass die Signalveränderungen der Amygdala minimal sind, und zwar rund 0,4 Prozent Veränderung gegenüber dem Ruhezustand und damit deutlich weniger als im Cortex. Zweitens hatte die andere Gruppe die individuellen Gehirne der Patienten und Versuchspersonen nicht genügend »normiert«. Die Amygdala ist nur wenige Zentimeter groß und liegt nicht bei allen Menschen an derselben Stelle. Wenn man jetzt über zwanzig Gehirne hinweg alles »mittelt«, dann kann man zwar im einzelnen Gehirn große Amygdala-Aktivitäten finden, aber wenn die Messung bei den anderen danebenliegt, wird das alles »rausgemittelt«.

So klärt man, weshalb die einen etwas finden und die anderen nicht. Da muss man natürlich zum Teil tief in die Methodik einsteigen.

HEINZ Ich hatte mein diesbezügliches »Erweckungserlebnis« in den USA. Damals habe ich gelernt, dass, sofern die Messungen methodisch richtig sind, immer ein Grund vorliegt für solche

Abweichungen. Man muss ihn nur finden. Wir hatten zwei Messungen von einem Stoff, den wir genommen hatten, um Serotonintransporter darzustellen. Die Kollegen in Yale sagten, dieser Stoff habe einen Metaboliten, also ein Abbauprodukt, und der gehe nicht ins Gehirn beziehungsweise nur zu 3 Prozent. Wenn er also reingeht, ist das mehr oder weniger egal, denn ein dreiprozentiger Messfehler ist nicht gravierend. Die Kollegen in Stockholm sagten, Quatsch, das seien 30 Prozent. Beide hatten hingebungsvoll gemessen.

Ich kam nun ans National Institute of Medicine und sollte herausfinden, woran der Widerspruch lag. Ich hatte aber keine Ahnung von der Methode und dachte, um Gottes willen, ich kann doch jetzt nicht klüger sein als Yale und Karolinska. Dann haben wir zu zweit über ein halbes Jahr gebraucht, um anhand von Blutproben diese Metaboliten zu bestimmen, und zwar mit beiden Methoden. Tatsächlich bekamen auch wir mit der einen Methode das eine, mit der anderen das andere heraus. Bis uns dann irgendwann auffiel, dass die einen beforschten, ob der Stoff fettlöslich ist, und die kamen nur auf 3 Prozent. Die anderen hingegen untersuchten, wie viel Metabolit überhaupt da ist, egal, ob fettlöslich oder nicht, und kamen auf 30 Prozent. Was aber ist richtig? Ganz einfach, es waren 30 Prozent Metabolit, nur sind diese Abbauprodukte kaum fettlöslich, deswegen kommt auch kaum etwas davon ins Gehirn, eben etwa nur 3 Prozent. Beide hatten also recht, und die Substanz war sinnvoll verwertbar, weil der Messfehler durch die Metaboliten zu klein war, eben 3 Prozent.

Hinter solch unglaublich »verrauschten« Daten steckt doch offenbar ein Befund, den man auf unterschiedliche Art objektivieren kann. Es hätte ja auch rauskommen können, dass diese Untersuchung völliger Blödsinn ist. Ist sie aber nicht, sie enthält einen wichtigen Hinweis. So schlecht sind also die Methoden nicht, aber man muss halt kritisch hingucken. Wir messen nicht die Serotonintransporter, sondern wir messen die Anreicherung einer Substanz, die ins Gehirn geht, wenn gerade kein Serotonin dranhängt. Wir bekommen ein Signal, das interpretiert werden muss. Es ist methodisch eben so, als wenn man im Nebel mit dem Scheinwerfer versucht, Bäume zu erkennen. Da wird schon irgendwo ein Baum auftauchen. Und wenn wir die Scheinwerfer aus unterschiedlichen Richtungen einrichten, dann haben wir ein ganz gutes Bild vom Baum, aber der Nebel ist eben auch drauf.

Herr Professor Roth, ich sehe Sie hier unentwegt zum Nebel im Wald nicken, gleichzeitig haben Sie aber doch einen gewissen Enthusiasmus, Dinge zu erkennen. Sie wirken jetzt auf mich, als würden Sie sagen: Das meiste wissen wir nicht und das ist alles sehr komplex, und wenn a, dann b, aber nur wenn c, weil d … und so weiter.

ROTH Ja, so ist das aber doch. Ich höre mir sehr gerne die Erzählungen und Berichte der Psychiater und Psychotherapeuten an und frage mich, ob man die Komplexität von Erkrankungen und die Unterschiede bei den Menschen irgendwie neurobiologisch erklären kann. Ich mache das also nicht umgekehrt, indem ich etwa frage, was wir im Gehirn finden und wo dann ein Korrelat wäre – das wäre völliger Unfug. Die Messlatte muss immer die psychiatrische Realität sein. Wenn dann so eklatante Widersprüche auffallen, muss man fragen, ob das überhaupt Widersprüche sind. Oder hängen sie nicht etwa mit der Messmethode zusammen: Die einen haben Frauen, die anderen Männer, die einen Fünfjährige, die anderen Fünfzigjährige untersucht.

Meine Frau, ebenfalls Neurobiologin, beschäftigt sich im Augenblick intensiv mit dem Zusammenhang zwischen Pubertät beziehungsweise Adoleszenz und Aggression. Was sie mir über ihre Untersuchungsergebnisse erzählt, ist hoch kompliziert, aber nicht *zu* kompliziert. Trivial ist noch der Unterschied zwischen Jungen und Mädchen, aber es kommt auch darauf an, was die vorher erlebt und nicht erlebt haben. Da gibt es eine Matrix von zehn Faktoren, aber es sind auch nicht hundert und erst recht nicht tausend. So ganz entfernt von der Komplexität der Realität sind wir vielleicht doch nicht, weil man immer neue Dinge entdeckt, die vieles zwar sehr komplex machen, aber nicht überkomplex.

Ich habe nicht den Eindruck, dass das Geschäft, das wir betreiben, überkomplex ist. Immer wieder kommen Befunde hinzu, die aufklären, warum Daten scheinbar divergieren – ein tolles Erlebnis. Oder es hat einer vergessen, die Variable Y noch in Betracht zu ziehen. Plötzlich wissen wir, dass es darauf ankommt, ob ein Mensch in den ersten drei Lebensjahren dieses oder jenes erlebt hat. Später kommt die Pubertät, da passieren ganz andere Dinge, bei denen der präfrontale Cortex eine Rolle spielt. Und weil der sich in der Pubertät noch mal deutlich reorganisiert, wird erklärbar, warum die Jugendlichen so verwirrt, warum sie so desorientiert sind und warum dann die Verknüpfung des präfrontalen Cortex noch mal einen Schub bekommt. Gerade bei Jungen, die oft völlig neben sich stehen, offenbar viel stärker als Mädchen, führt dies zu Schwierigkeiten der Identitätsfindung. Das erklärt doch einiges, oder?

Das weiß ich noch nicht. Ich bin aber erst mal erfreut, mit welcher Klarheit Sie sagen, Jungen und Mädchen, Männer und Frauen müssten unterschieden werden, das finde ich ja oft nicht in wissenschaftlichen Auswertungen.

ROTH Sehen wir uns die Kriminalstatistik an. Irgendeinen Grund muss es haben, dass die Intensivstraftäter über achtzehn Jahre fast ausschließlich Männer sind und dass bei ADHS oder bei Autismus überwiegend Jungen auffällig werden. Woran kann das liegen? Natürlich gibt es keine triviale Erklärung dafür, aber es lässt vermuten, dass das männliche Sexualhormon Testosteron in Verbindung mit dem Neuromodulator Dopamin hier eine Rolle spielt. Oder sind das Artefakte unserer Kultur, obwohl diese Phänomene weltweit auftreten? Warum sollten Jungen und

Mädchen, Männer und Frauen nicht unterschiedlich sein? Wenn man den Hypothalamus beider Geschlechter untersucht, findet man weitere Hinweise, nämlich eine Kopplung von Aggression, Sexualverhalten und Dominanzverhalten bei Jungen und Männern, die sich in dieser Ausprägung nicht bei Mädchen und Frauen findet.

Die Intelligenz ist ja auch so ein Thema. Warum sind beispielsweise die Bundespreisträger in Mathematik fast ausschließlich junge Männer? Ich musste mich acht Jahre lang intensiv mit der Frage beschäftigen, ob das ein Artefakt ist, woher das kommen könnte. Natürlich gibt es hier einen genetischen Einfluss, der allerdings recht unspezifisch ist – es gibt kein »Intelligenz-Gen«, sondern rund tausend Gene, die für die Intelligenz eine Rolle spielen. Auch gibt es eine deutliche Korrelation zwischen der Bildungsnähe der Herkunftsfamilie und der Intelligenz, und hier haben frühkindliche Prägungserlebnisse eine große Bedeutung. Die vorgeburtliche und frühnachgeburtliche Prägung des Gehirns hat also nicht nur einen emotionalen, sondern auch einen ganz unspezifischen kognitiven Effekt, und zwar zur Mobilisierung jenes Bereichs, der für die Kognition zuständig ist. Diese Mobilisierung in den ersten zwei, drei Lebensjahren hängt also entscheidend ab von einer stimulierenden und toleranten sozialen Umgebung. Jetzt wird da plötzlich klar, warum Kinder aus bildungsnahen Familien akademisch und beruflich deutlich erfolgreicher sind als solche aus bildungsfernen Familien.

Als ich Präsident der Deutschen Studienstiftung wurde, lud mich der Bundespräsident Horst Köhler nach Schloss Bellevue zu einem Gespräch ein. Dabei stellte er mir die Frage: »Herr Roth, jetzt erklären Sie mir mal, warum Sie nur Jungen und Mädchen aus besseren Familien fördern. Fördern müssen wir doch ganz besonders andere.« Er hat das der Studienstiftung vorgeworfen. Ich entgegnete, es könne doch nicht darum gehen, unsere Höchstbegabten nicht mehr zu fördern, sondern die Schlussfolgerung müsse sein, dass wir dann eben auch mehr für die problematischen Familien tun müssten. Wir müssen die unter-privilegierten Kinder besser fördern, dann finden wir auch unter ihnen Hochbegabte. In Einrichtungen wie der Studienstiftung des deutschen Volkes haben wir es aber mit Zwanzigjährigen zu tun, und da ist vieles bereits gelaufen. Fördern muss die Gesell-schaft unterprivilegierte Familien viel, viel früher.

Aber jetzt machen Sie das mal für die Unterschiede zwischen Frauen und Männern!

ROTH In früheren Zeiten wurde es als »gottgegeben« beziehungs-weise genetisch determiniert angesehen, dass bei den Hoch-begabten die Jungen und Männer deutlich in der Überzahl waren, zum Teil zwei zu eins. Männer galten eben als intelli-genter als Frauen. Diese Unterschiede verschwinden aber ganz langsam. Im mittleren IQ-Bereich gibt es schon keinen Unter-schied mehr. Es gibt aber nach wie vor statistisch robuste Unter-schiede im hohen IQ-Bereich, die bekommt im Übrigen auch kein Test der Welt weg. Aber das hat wohl mehr mit Ehrgeiz und Geltungsdrang zu tun – und da sind die Männer voerneweg. Vielleicht sind sie auch einseitiger begabt …

HEINZ Es gibt ja den Vorwurf, dass man die Faktoren so aussucht, dass der Unterschied zugunsten der Männer ausfällt.

ROTH Genau, von dieser Seite kommt dann die ganze Kritik.

HEINZ Die kulturellen und sozialen Bedingungen hängen so eng zusammen, dass man das kaum auseinanderbekommt. Einer-seits gibt es natürlich die Biologie, andererseits gibt es die soziale Prägung.

Wie kommt der psychische Inhalt in die Neuronen?

Herr Professor Roth, Sie untersuchen im Gehirn die neuronalen Verschaltungen, Sie machen aber darüber hinaus permanent auch Aussagen über Psychisches, selbst wenn Sie einschränkend sagen: Wie das zusammenhängt, weiß ich eigentlich auch nicht, ich setze irgendwie Korrelate voraus, mehr weiß ich jetzt als Hypothese auch nicht. Für mich klingt das ein bisschen danach, als warteten Sie auf das Higgs-Teilchen, das im Gehirn die Verbindung herstellt zwischen Neuronalem und Psychischem.

ROTH Das wird einem ja häufig vorgeworfen, dass wir lediglich Korrelate finden. Für den sehr komplexen Bereich psychischer Erkrankungen lässt sich tatsächlich noch nicht viel nachweisen. Aber nehmen wir etwas, was experimentell viel einfacher zu zeigen ist, nämlich das Bewusstsein: An unserem Institut wie auch am benachbarten Institut in Oldenburg erforschen meine Kollegen und ich sowohl Makaken als auch Menschen, wie Aufmerksamkeit und Bewusstsein entstehen, und wir können inzwischen sagen, dass Geist und Gehirn nicht einfach zwei »wesensverschiedene« Welten sind, die nur »irgendwie« miteinander interagieren. Man kann vielmehr zeigen, dass Bewusstsein auftritt, wenn bestimmte Mechanismen greifen, zum Beispiel im Elektroenzephalogramm hochfrequente Gammawellen. Solche Gammawellen müssen für Bewusstsein nicht schon hinreichend sein, vielleicht sind sie nicht einmal unbedingt notwendig, aber in vielen sehr ausgefeilten Experimenten, in denen immer Bewusstsein in Form von Aufmerksamkeit auftritt, gibt es solche hochfrequenten Wellen. Diese werden durch die Interaktion von Millionen sogenannter Pyramidenzellen in der Großhirnrinde erzeugt.

Auf jeden Fall kann ein solcher Zusammenhang darüber hinausgehen, was manche Psychologen oder Geisteswissenschaftler sagen, nämlich es gebe zwischen Gehirnaktivitäten und geistigen Zuständen lediglich Korrelate. Der Berliner Psychologe und Neurobiologie John-Dylan Haynes und viele andere haben inzwischen gezeigt: Schon bevor Bewusstsein auftritt, sieht man im Gehirn, wie sich Neuronen langsam einschwingen.

Schon bei ganz einfachen Mechanismen wie dem »alternativen« Anblick von Kippfiguren wie dem Necker-Würfel oder der Vase-Profil-Kippfigur, sieht man im Gehirn des Betrachters, dass die Neuronen anfangen, sich zu synchronisieren, ehe der Betrachter berichtet: »Jetzt ist die Figur gekippt.« Es geht also nicht nur um Korrelationen, sondern um neuronale Prozesse, die den Bewusstseinsinhalten vorhergehen. Den Zeitpunkt, wann sich der Mensch entscheidet, dass der Würfel *jetzt* fällt, können wir bei solchen Versuchen also vorhersagen. Das kann man sogar beim Makakenaffen mithilfe der funktionellen Kernspintomografie nachweisen: Man kann den Affen darauf trainieren, dass er einen Hebel drückt, wenn er eine bestimmte Figur oder Person sieht. Und dieses Drücken können wir dann unter günstigen Bedingungen vorhersagen. Die Handlung folgt meist eine Drittelsekunde nach dem Bewusstseinsakt – vorausgesetzt, der Affe wurde darauf trainiert, so schnell wie möglich zu drücken.

All dies ist sehr viel mehr, als jeder Philosoph oder Psychologe vorher angenommen hätte, nämlich dass man genau herausfinden kann, was im Gehirn dem Auftreten von Bewusstsein vorausgeht. Das heißt, es gibt dann doch schon eine starke Verbindung zwischen bestimmten neuronalen Prozessen und Bewusstseinszuständen. Man weiß zudem, wie man das ausschalten oder verhindern könnte, zum Beispiel mit der sogenannten transkraniellen Magnetstimulation, bei der man durch die intakte Schädeldecke ein elektrisches Störsignal in bestimmten Hirnregionen anwendet.

Bei anderen psychischen Phänomenen ist das selbstverständlich viel schwieriger, denn die sind zeitlich nicht so eng umgrenzt wie kognitive Prozesse und auch viel komplexer. Sie spielen sich also nicht im Sekundenbereich ab. Aber auch hier würde ich behaupten: Wenn Herr Heinz einem Patienten ein Medikament gibt, kann er oft sagen, was innerhalb der nächsten zehn Minuten psychisch bei dem Patienten passieren wird. Auch bei Drogen wie LSD und anderen kann man das ziemlich genau angeben. Viele Details davon müssen wir allerdings doch erklären. Aber wieso kann man so etwas vorhersagen, wenn es nur Korrelative wären? Es gibt Hirnmechanismen, die ziemlich verlässlich bestimmte subjektive Phänomene erzeugen. Natürlich: Das funktioniert nicht immer und auch nicht hundertprozentig.

In einfachen Dingen allerdings lässt sich das zeigen. John-Dylan Haynes macht das zum Beispiel mit einem Lügendetektor: Wenn man einen möglichen Straftäter fragt, ob er jemals schon in einem gezeigten Haus war oder nicht, kann John sagen, und zwar zu 100 Prozent, ob diese Person lügt oder die Wahrheit sagt. Denn wenn jemand einen Raum schon mal gesehen hat, dann gräbt sich das im episodischen Gedächtnis ein, und wenn er den Raum wirklich noch nie gesehen hat, dann ist da nichts. Bestimmte Lügen kann man also durchaus im Gehirn erkennen.

HEINZ Ich finde die Rede von »Korrelaten« trotzdem gar nicht falsch, aber die haben wir natürlich auch, wenn wir im PET beim funktionellen Kernspin die Dopaminrezeptoren mit der Hirnaktivierung korrelieren. Und natürlich kann ich aus einer reinen Korrelation auch herauskommen, indem ich das eine manipuliere und nachsehe, ob sich das andere dann auch verändert. Als Neurologen haben wir die ganze Zeit mit Korrelaten gearbeitet, ohne darüber philosophisch zu reflektieren. Ich streiche beispielsweise mit dem Finger über ein Bein und frage, ob die Berührung gespürt wird. Wenn derjenige Nein sagt, dann führe ich eine Nervenleitgeschwindigkeitsprüfung durch und finde, dass die Geschwindigkeit herabgesetzt ist. Da würden wir doch eher selten mit einem Philosophen in Streit geraten, weil der uns sagen würde, dass es sich um zwei Welten handle, nämlich die Wahrnehmung des Körpers, darüber könnten nur Geisteswissenschaftler reden, und die biologische Welt der Leitgeschwindigkeit.

Sie retten sich jetzt aber schon auf die eher simplen Dinge raus. Ich gebe Ihnen mal einen beispielhaften Satz, und Sie beiden kommentieren den bitte. Er könnte etwa lauten: Wenn Personen dem Stress nicht mehr begegnen können und zum Beispiel Rechnungen nicht mehr öffnen oder ihre Wohnung verwahrlosen lassen, so kann eine zu niedrige Serotoninfunktion vermutet werden. – Ich frage nach der Kausalität dieser beiden Satzteile.

HEINZ Die Aussage ist so sicherlich viel zu simpel. Was man eigentlich sagen müsste, ist: Wenn solche Phänomene auftreten, dann sollte man prüfen, ob die Leitsymptome einer psychischen Erkrankung vorhanden sind. Rechnungen nicht zu öffnen kann ja tausend Gründe haben. Aber wenn man Rechnungen nicht öffnet, weil man keinen Antrieb mehr hat, weil man die ganze Nacht durchgegrübelt hat, weil man morgens aufwacht um vier und nicht aufstehen kann und sich insgesamt auch nicht mehr freuen kann, dann muss man nachsehen, ob unter all diesen Symptomen welche sind, die sich einigermaßen objektivieren lassen. Zum Beispiel finde ich die affektive Schwingungsunfähigkeit wichtig, also wenn sich jemand partout nicht mehr freuen kann, dann ist das ein relativ objektivierbares Symptom. Ein Verhalten, dass jemand die Rechnungen nicht mehr öffnet, ist kein Symptom, das ist eine Handlung, und die kann tausend Ursachen haben.

Wir haben ja über die Komplexität von Depressionen und den Einfluss von Serotonin schon gesprochen. Vor zehn Jahren hätten wir relativ plausibel gesagt, ja, da finden wir serotonerge Auffälligkeiten. Mittlerweile sehen wir aber, dass es, wie so vieles im Gehirn, viel komplizierter ist. Das fängt an mit der Interaktion mit Cortisol. Aber nehmen wir ein anderes Beispiel: Wenn ich ein Amphetamin einnehme, dann schütte ich einen Haufen Dopamin aus und kann in eine Psychose geraten. Wenn ich also jemanden sehe, der nach Amphetamingenuss halluziniert, dann bin ich mir ziemlich sicher, dass das am Dopamin liegt. Aber natürlich kann ich auch sagen, dass es zwar am Dopamin liegt, aber in Interaktion mit anderen Gehirnprozessen und damit in Interaktion mit der jeweiligen Persönlichkeit, denn nicht jeder wird dabei psychotisch. Dass es biologische Faktoren gibt, die direkt ins Leben hineinreichen, ist plausibel. Nur darf man es nicht so simpel reduzieren.

ROTH Ich habe Anfang der Sechzigerjahre zu studieren begonnen. Da hieß es, zum Beispiel ausgehend von Wilhelm Wundt: Bei ganz einfachen Reflexen oder einfachen Sinneswahrnehmungen gibt es sicherlich Korrelate, das ist reine Sinnesphysiologie. Das war nämlich schon damals gut beschreibbar. Aber komplexe Dinge werdet ihr niemals erklären können!

Dann kam Benjamin Libet, den ich auch persönlich kennengelernt habe, der hatte die scheinbar oder anscheinend verrückte Idee, den freien Willen im Gehirn verorten zu wollen – da haben wir noch schallend gelacht, und zwar auch später noch. Aber als er seine berühmten »Libet-Experimente« durchführte, bei denen herauskam, dass man zumindest automatisierte Bewegungen anhand von Hirnpotenzialen vorhersagen kann, und dies von anderen Neurobiologen bestätigt wurde, hieß es von philosophischer Seite: Nun gut, nehmen wir mal an, bei hoch automatisierten Reaktionen ist es so, aber doch nicht bei komplexen Dingen. Libet selbst war das Ganze sehr unangenehm, weil er ja eigentlich die Existenz des freien Willens neurobiologisch nachweisen wollte, aber man tröstete sich mit der Einfachheit der Abläufe.

Irgendwann sagte John-Dylan Haynes: Jetzt wollen wir doch mal sehen, was herauskommt, wenn wir Entscheidungssituationen ein bisschen komplexer machen. Und er fand dasselbe wie Libet und die anderen. Es zeigt sich, dass man nicht hundertprozentig, aber doch mit einer deutlichen Wahrscheinlichkeit komplexe Entscheidungen vorhersagen kann, wenn man die richtigen Experimente macht.

So ging das über die fünfzig Jahre, seit ich Philosophie und Neurobiologie studiert habe. Immer hieß es: Es mag ja Korrelate geben und vielleicht auch gewisse Zusammenhänge, aber so etwas wie Kreativität werdet ihr doch nie erklären können. Auch auf Ihrem Gebiet, Herr Heinz, passierte das. Heute wissen wir: Dopamin und der präfrontale Cortex spielen bei Psychosen eine wichtige Rolle, aber kritische Philosophen behaupten, irgendetwas würden die Neurowissenschaften *niemals* erklären können. Dass die Neurowissenschaften zuweilen Fehler machen und falsche Erklärungen geben, gehört zum Geschäft, aber dass die Philosophen immer genau zu wissen meinen, dass etwas Bestimmtes niemals erklären werden könne, das ist … schon enorm.

Natürlich geht es bei psychischen Beeinträchtigungen um sehr komplexe Dinge, das ist keine Frage. All das *ist* sehr komplex. Aber es kann sich doch kein Geisteswissenschaftler hinstellen und sagen, er wisse, was man auch in zwanzig oder dreißig Jahren nicht wird erklären können.

Ja, aber ich finde trotzdem in vielen Veröffentlichungen von Hirnforschern und anderen Wissenschaftlern, die da Anleihen machen, doch oft eine recht flotte Verknüpfung des Neuronalen mit dem Psychischen. Die Hirnmodelle, die dann dargestellt werden, sind schon arg schlicht.

HEINZ Natürlich, und das ist auch wirklich ein Trugschluss. Manche dieser Kollegen sind ja eher im »Belletristischen« unterwegs, aber nicht in der Forschung oder jedenfalls kaum in der Forschung. Es handelt sich dann stark um die »Übersetzung« von Forschung. Da wird dann zum Teil schon kräftig popularisiert und recht holzschnittartig gearbeitet. Teilweise ist auch in der Hirnforschung durchaus schlicht gedacht worden, wenn man zum Beispiel mittels der Assoziationspsychologie versucht hat, die Assoziationsstörungen der »Schizophrenen« zu klären. Da hatte man damals gedacht, dass man dem psychotischen Menschen ein Wort gibt und der sollte nun davon ausgehend assoziieren. Man hatte dabei tatsächlich die Idee, dass jedes Wort in einem Neuron sitzt und dass die Überleitungen zwischen den Neuronen aus der Assoziationsgeschwindigkeit der Wörter bestimmbar wären. Das ist natürlich heillos naiv.

ROTH Wir müssen mit unseren Aussagen sehr vorsichtig sein. Immer wieder fallen mir Bücher in die Hände, in denen die Autoren zu Anfang behaupten, ausschließlich hoch signifikante Ergebnisse zu referieren. Wenn man so manches Buch gründlich prüft, dann ist nachfolgend kein einziges Experiment wirklich signifikant, geschweige denn hoch signifikant. An den konkreten Stellen heißt es dann, etwas liege nahe, man könne vermuten, etwas deute sich an und so weiter. Will man zum Beispiel herausfinden, ob der Umgang mit den sogenannten Neuen Medien unsere Kinder und Jugendlichen »dümmer« macht, dann braucht es dazu etwa eintausend Schüler, die man über zehn Jahre hinweg untersuchen muss. Solche Studien sind schlichtweg noch nie gemacht worden.

HEINZ Auch das ist ein sehr komplexes Thema. Wir haben Studien zum Lernen und zur Pausengestaltung gemacht. Heraus kam bei uns: Unterschiedliche Komponenten werden unterschiedlich gut oder schlecht gefördert, wenn man zusätzliche Medien einsetzt. Wenn jemand gesprochene Wörter behalten soll, ist es besser, er hört in Pausen Mozart, als dass er Computerspiele spielt. Wenn man in den Untersuchungen mit schriftlichen Abfragen arbeitet, dann stellt sich heraus, dass die nach dem Computerspiel besser waren als mit Mozart oder wenn man nichts getan hat. Die Effekte sind zwar relativ gering, aber es zeigt sich eben doch: Die einen Fähigkeiten fördert Videospielen, die anderen fördert es nicht. Wir haben das unter Shuyan Liu veröffentlicht.

Roth Ich selbst habe bei der kleinen, hochbegabten Elite innerhalb der Studienstiftung gesehen, dass diese jungen Menschen virtuos mit allen erdenklichen IT-Tools umgehen. Sie werden dadurch offenbar massiv gefördert. Letztlich ist es ähnlich wie in der Schule: So ein Tool in den Händen eines guten Lehrers ist eine tolle Gelegenheit, in den Händen eines schlechten Lehrers ist es eine vergebene Chance.

Heinz In all diesen Vereinfachungen gibt es auch ein starkes Bedürfnis der Gesellschaft, soziale Probleme genetisch zu definieren, wenn in populärer Absicht etwa aus Statistiken eine Erblichkeit »errechnet« wird. Thilo Sarrazin ist so ein Beispiel. Allerdings gibt es auch das Gegenteil, dass man nämlich nicht mehr über das Biologische reden darf, zum Beispiel darüber, dass es biologische Unterschiede gibt – ich mag politische Korrektheit, weil ich finde, dass man Menschen nicht beleidigen sollte, aber manchmal lässt sich da eine Variante der Besserwisserei finden, die ziemlich nervt.

Roth In meinem geisteswissenschaftlichen Studium habe ich gelernt: Wenn man ein diskriminierendes Wort durch ein scheinbar neutrales Wort lang genug ersetzt, dann nimmt das scheinbar neutrale Wort die negative Färbung an. Dieser Prozess ist kaum vermeidbar.

Heinz Wenn ein rassistischer Politiker einen schwarzen deutschen Fußballer »farbig« nennt, dann klingt das nicht besser, als wenn er »Neger« gesagt hätte. Ich finde, die betroffenen Menschen haben ein Recht, auch zu sagen, wenn ihnen eine Bezeichnung nicht gefällt. Und wenn Schwarze mit gutem Grund nicht mehr »Neger« genannt werden wollen, weil das ganze rassistische Bild der Primitivität dranhängt, dann ist das doch okay. Ich werde auch nicht gerne »Kartoffel« genannt.

Och, das ist doch immerhin harmloser als »Kraut«.

Heinz Ja, aber freuen tut es mich trotzdem nicht.

Das Gehirn in Worte fassen

Ich würde gerne mit dem Thema »Sprache« fortfahren. Manchmal bedaure ich Sie, dass Sie sich in dieser Sprache ausdrücken müssen, die uns nun mal nur zur Verfügung steht. Ich habe zuweilen den Eindruck, dass dafür, was Sie neuronal beschreiben wollen und müssen, diese Sprache nicht wirklich taugt. Vielleicht können wir das mal ganz konkret machen, dazu habe ich einen Satz von Ihnen, Herr Professor Roth, genommen, bei dem ich dachte, da sollte man mal über die sprachlichen Ausdrucksweisen diskutieren: »Im linken Temporallappen befindet sich das Wernicke-Areal, das für die Wortbedeutung und das Verstehen einfacher Sätze zuständig ist.« Nun ist die Sprache aber relativ spät zum Menschen gekommen, das Gehirn konnte also nicht von Beginn an darüber nachgrübeln, welche Region für was »zuständig« sein soll. Beim Lesen habe ich gedacht, wenn wir eine andere Sprache hätten, hätten Sie vielleicht ein anderes Wort statt »zuständig« verwendet, weil es ja den CEO, den Chief Executive Officer, der die Zuständigkeit zuweist, nicht gibt. Sind Sie nicht oft unzufrieden mit den Ihnen zur Verfügung stehenden sprachlichen Möglichkeiten? Häufig sind ja auch eingebaute Kausalitäten in unserer Sprache vorhanden.

ROTH Ja, natürlich, das gebe ich zu. Man ist natürlich, selbst wenn man philosophisch vorgebildet ist, festgelegt auf Formulierungen wie »Das ist da lokalisiert« oder »Die Funktion ist das und das«. Was will man denn sagen? Man kann Beobachtungen formulieren wie: Wenn ich das Wernicke- oder Broca-Sprachareal ausschalte, dann treten bei 80 Prozent der Patienten die und die Störungen auf. Dies lässt sich aber nicht genau vorhersagen. Man kann sagen, es sei notwendig; ob es *hinreichend* ist, wissen wir nicht, das müssen weitere Untersuchungen zeigen. Wie soll man sich denn ausdrücken, wenn man nicht behaupten will, das

Ich »säße« im dorsolateralen präfrontalen Cortex oder der freie Wille im prä-supplementär-motorischen Areal (Prä-SMA) und so weiter – das tun wir ja schon lange nicht mehr.

Nehmen wir die Versuche mit dem Armheben nach Reizung des Prä-SMA, bei denen die Versuchspersonen behaupten, sie hätten den Arm heben *wollen:* Da kommt man schon ins Grübeln. Also versuchen wir herauszufinden, wie das zu erklären ist. Man kann schauen, wie dieses Prä-SMA verschaltet ist und welche Funktion es hat. Was wir philosophisch als die Illusion des freien Willens oder des freien Willensentschlusses bezeichnen, muss mit den Netzwerken des Prä-SMA zu tun haben. Wie soll ich sonst erklären, dass nach einer elektrischen Stimulation des Parietalcortex der Versuchsteilnehmer den Arm hebt und dann antwortet: »Keine Ahnung, wer da in mir den Arm gehoben hat.« Wird jedoch der Prä-SMA stimuliert, ist der Teilnehmer davon überzeugt, das gewollt zu haben.

Ja, wie soll man das philosophisch korrekt beschreiben?

HEINZ Die Diskussion über Metaphern hatten Thomas Bock und ich beim Psychose-Buch auch. Sie haben natürlich recht, dass das ganze Leben immer in übertragenen Redeweisen ausgedrückt wird. Alles, was wir neu beschreiben wollen, ist eine Übertragung aus etablierten Bedeutungen auf diese neuen Gebiete. Wenn wir sagen, eine Hirnregion sei aktiviert – und ich glaube, wir dürfen das so ausdrücken –, dann sagen wir ganz schnell mal, diese Hirnregion *tue* das und das. Vom Aktiviertsein gehen wir automatisch ganz schnell zum Tun über. Ich bin mal bei einer Vorlesung eingeschlafen, und während ich im Halbschlaf war, sah ich die weißen Blutkörperchen und die Bakterien aktiv handeln, sie hatten kleine Beinchen und konnten laufen – ein Personalisieren von Abläufen, die gar nicht persönlich sind, ja, das ist wahrscheinlich sehr menschlich. Es gibt diese Erfahrungen, dass wir in irgendetwas ein Gesicht hineinsehen, wo keins ist. Vielleicht finden sich da unsere ganz frühen Bilder der Säuglingserfahrung wieder, also aus der ganz frühen Interaktion mit unserer Umwelt.

Ich nenne mal ein anderes Beispiel: Warum sagen die Leute in der Psychose eigentlich nie, dass sie zu viel Dopamin im Kopf haben, warum wird das stattdessen immer personalisiert? Ich spekuliere mal, dass das aus den Erfahrungen am Anfang des Lebens resultiert. Die Welt ist unbekannt und fremd, aber es gibt ein persönliches Gegenüber, das uns strukturieren hilft. Das könnte eine ganz tiefe Erfahrung sein, die auch in den Psychosen durchkommt.

Na ja, und so können wir auch fehlgehen mit den Metaphern. Natürlich gibt es Metaphern, die noch relativ nah an dem sind, was ich beschreiben will, und es gibt welche, die bewegen sich weit weg. Manche Metaphern leiten auch sehr geschickt in gefährliche Bereiche. Ich kann mich immer aufregen über das Wort »Ich-Grenzen« bei Psychoseerklärungen, weil es in den Zwanzigerjahren des letzten Jahrhunderts einen Psychoanalytiker gab, der seine Patienten radiologisch bestrahlte, offenbar sterilisierte – und zwar ohne deren Einwilligung –, weil er meinte, dass die Freud'sche Libido die Ich-Grenzen besetzen müsse. Und wenn die Patienten onanieren, ströme die Libido in Form des Spermas aus. Also meinte er, er müsse das Onanieren stoppen, damit die Libido wieder die Ich-Grenzen besetzen kann.

ROTH Wussten Sie, dass Freud in einem Gutachten aus den Dreißigerjahren empfahl, dass bei Frauen mit einer »Hysterie« die Eierstöcke radioaktiv bestrahlt werden sollten?

HEINZ Nein, wusste ich nicht. Passt leider. Es gibt Metaphern, die gefährlich werden, wenn wir sie zu ernst nehmen, weil sie uns zu Handlungen verleiten, die die übertragene Bedeutung reifizieren. Da muss man aufpassen. Aber dass wir generell Worte aus Alltagskontexten übertragen, ist wohl unvermeidlich, sonst wird der Sachverhalt auch nicht verständlich.

Die Systemtheorie – als Beispiel – hat sich im Laufe der Zeit eine sehr eigene Sprache zugelegt, weil sie etwa bestimmte sprachlich-implizite

*Kausalitätszuschreibungen nicht vermitteln wollte. Glauben Sie nicht,
dass das der Neurowissenschaft guttäte, sich eigene Formulierungen
zuzulegen – auch auf die Gefahr hin, dass sie von Laien noch weniger verstanden würde?*

HEINZ Na ja, das betrifft ja schon die computationale Neurowissenschaft, in der versucht wird, Entscheidungsabläufe als
mathematische Gleichungen zu formulieren. Es wird geprüft,
ob ein Computer, der entsprechend programmiert ist, sich
genauso verhält wie die Person. Wenn ja, gehen wir davon aus,
dass die Rechenschritte auch in der Person stattfinden. Das wiederum wird verglichen mit anderen Rechenschritten, die nicht
dieselben Verhaltensweisen ergeben, und anschließend sucht
man nach Korrelaten dieser Rechenschritte im Gehirn. Den
Ansatz finde ich erst mal sehr klug. Nun propagieren manche
Experten allerdings auch, das ganze Gehirn sei wie eine Rechen-
maschine zu erklären. Dann wird es schnell wieder relativ sche-
matisch und es gibt falsche Vereinfachungen: Alle psychischen
Erkrankungen sind dann eine Folge von Prädikationsfehlern
und unscharfen Vorannahmen. Die Erklärungen für alle psychischen Erkrankungen sehen dann wieder verdammt ähnlich
aus. Das heißt, man kann solche mathematischen Formalisie-
rungen nutzen, und ich glaube, dass das auch viel bringen wird
in den nächsten Jahren, und trotzdem wird das seine eigene
Begrenzung haben. Ja, es wird viel Übersetzungsarbeit zu leis-
ten sein.

ROTH Viele Verständnisprobleme zwischen wissenschaftlichen
Disziplinen rühren von fundamental unterschiedlichen Welt-
sichten her. Ich hatte mal vor über zehn Jahren eine harte
Auseinandersetzung mit Herrn Habermas in der Frankfurter
Allgemeinen Zeitung. Jürgen Habermas schrieb, die neurobiologischen Untersuchungen zur Willensfreiheit seien völliger Unsinn, denn es würden dabei unentwegt Kategorienfehler
begangen. Wir hätten es in diesem Bereich des menschlichen

Handelns nun mal mit »guten Gründen« und nicht mit Ursachen zu tun. Also, forderte er, hätten die Naturwissenschaftler sich mit der Ursachensuche zu bescheiden. Ich habe daraufhin meinerseits geschrieben, dass, philosophisch betrachtet, *Gründe* niemals zu irgendeinem bestimmten *Handeln* führen würden. Wenn jemand eine Waffe hat, auf einen Menschen zielt und schließlich abdrückt, weil er ihn tatsächlich erschießen will, dann müssen *Ursachen* hinzutreten, oder vereinfacht gesagt: Muskeln verstehen keine Gründe. Sie werden durch Ursachen aktiviert.

Ich kann tausend Gründe haben, die aber niemals zwingend sind und niemals zwangsläufig zu einer Bewegung oder Handlung führen, sondern nur bestimmte Gründe, die in der Persönlichkeit und in der sozialen Situation verankert sind, nur die führen zu einem Übergang von Gründen zu Ursachen. Diesen Übergang kann man sogar hirnphysiologisch genau erklären, wie nämlich Gründe, die in unserer bewusstseinsfähigen kortikalen Etage zu finden sind, immer weiter »runtersickern«, bis sie schließlich meine Motorik beherrschen – und ich drücke ab. Wie unser Körper allein von Gründen und nicht letztlich von Ursachen gelenkt sein soll, das kann mir niemand erklären.

Philosophiegeschichtlich steht diese Unterscheidung von Gründen und Ursachen schon zu Beginn des Entstehens der sogenannten Geisteswissenschaften, wie sie von Wilhelm Dilthey konzipiert wurden. Diese Unterscheidung ist damals gezielt geschaffen worden, denn die Naturwissenschaften hatten Mitte des neunzehnten Jahrhunderts – auch im Zusammenhang mit der Gründung der Technischen Hochschulen – plötzlich so viel Erfolg mit ihren Erklärungsansätzen, dass die Philosophen Angst bekamen. Die Unterscheidung von Ursachen, also naturwissenschaftlich, und Gründen, geisteswissenschaftlich, war damit die Geburtsstunde der Geisteswissenschaften.

Mein Finger versteht keine Gründe, aber meine Großhirnrinde, die versteht Gründe. Und in meinem Gehirn vollzieht sich der Übergang von Gründen zu Ursachen. Ich leugne ja keinesfalls, dass es Gründe gibt, aber diese Gründe sind nicht kausal wirksam, kausal wirksam ist das Acetylcholin, das die Übertragung von elektrochemischen Impulsen auf die Muskeln bewirkt. Wir müssen also verstehen, wie im Gehirn aus Gründen Ursachen werden.

Ich will mit diesem Beispiel nur deutlich machen, dass in den Geisteswissenschaften oft ein Schluderjan an Formulierungen betrieben wird. Sieht man sich Heidegger an, dann staunt man nur, welche sprachlich-begrifflichen Absurditäten dort vorliegen. Aber viele Geisteswissenschaftler bewundern Heidegger auch heute noch dafür, auch Jürgen Habermas. Was die Sprachkritik betrifft, so müssen sich viele Geisteswissenschaftler erst mal selbst an die Nase fassen. Wie ein Geisteswissenschaftler sich ausdrückt, das kontrolliert niemand, das wird als kreativ toleriert.

Ich nerve Sie jetzt trotzdem noch mal mit meinen sprachlichen Vorbehalten. Auch bei Ihnen habe ich wiederholt Aussagen gefunden, in denen Sie sagen, etwas stünde mit etwas anderem »in Zusammenhang«. Hm, was heißt das? Steckt dahinter eine nicht offengelegte Kausalitätsannahme oder ist das am Ende vielleicht doch nicht viel mehr als »Kräht der Hahn auf dem Mist …«? Die Beobachtungen werden nebeneinandergestellt und legen ja doch unausgesprochen eine Kausalität nahe. Deshalb noch mal meine Frage: Finden Sie nicht, dass sich die Hirnforschung selbst einen Gefallen damit täte, wenn sie sich aufmachen würde in eine andere Sprache? Wolf Singer sagt, vielleicht könne man mit der Hirnforschung niemals einen psychischen Inhalt, eine Semantik, abbilden, sondern lediglich eine Hirnsyntax. Am Ende könnte das Gehirn womöglich nur so abstrakt dargestellt werden, wie es in der theoretischen Physik der Fall ist.

ROTH Wenn man sagt, etwas stehe »im Zusammenhang« mit anderem, dann ist das erst einmal das ehrliche Eingeständnis, dass man die zeitlich kausalen Abläufe noch nicht genau kennt. Das ist ja nicht unanständig. Alles andere wäre auch gelogen. Ja, man drückt sich so ein bisschen herum, so wie die Polizei sagt: »Es besteht ein dringender Tatverdacht. Ob es tatsächlich so ist, das wissen wir noch nicht. Aber es besteht ein dringender Tatverdacht.«

HEINZ Ich finde die Rede von den Korrelaten nie falsch. Aus Zeitreihen kann man manchmal auch auf Kausalitäten schließen, aber der Ausgangspunkt der Bewertung ist doch die Korrektheit des statistischen Zusammenhangs, den es dann zu verstehen gilt.

Sie, Herr Professor Heinz, haben sich mit dem Buch »Der Begriff der psychischen Krankheit« auf eine philosophische Ebene begeben und haben zwischen den unterschiedlichen fachlichen Blickwinkeln von philosophisch bis neurobiologisch zu vermitteln versucht.

HEINZ Es gibt in dem Buch relativ viel Neurobiologie, und zwar im Suchtteil, das war aber gedacht, um die Stigmatisierung zu reduzieren und um zu erklären, was Drogen ausrichten, und um eben davon wegzukommen, abwertend zu behaupten, diese Menschen seien »willensschwach« oder so. Ich wollte die Gewöhnungsprozesse biologisch erklären und damit explizit ausdrücken, dass man die klinischen Leitsymptome, mit denen wir arbeiten, neurobiologisch erklären kann, auch wenn das nicht entscheidend ist für die Frage: Sind das »Krankheitssymptome«? Letzteres ist eine normative Frage, eine Frage der Bewertung beziehungsweise eine Frage der Plausibilität des Menschenbildes. Ob Desorientiertheit ein Krankheitssymptom ist oder nicht, hängt von der Bewertung ab, wie wichtig wir es finden, räumlich und zeitlich orientiert zu sein. Wo Desorientiertheit im Gehirn verankert ist, das ist eine ganz andere Frage.

Wir finden ja für alles Mögliche neurobiologische Korrelate, deshalb können wir aber noch nicht sagen, ob ein Korrelat pathologisch ist. Ich ärgere mich immer darüber, wenn Mitarbeiter kommen und haben die Aktivierung des Gehirns bei Gesunden mit versus ohne eine Genvariante untersucht, die das Risiko minimal, also unter 1 Prozent, erhöht, um psychotisch zu werden. Finden die jetzt bei diesem Menschen mit der Genvariante irgendeinen Unterschied in der Hirnaktivierung, dann sagen die, das sei ein dysfunktionales Muster. Aber das ist doch Quatsch, denn das sind alles Gesunde. *Jeder* hat ein individuelles Muster. Ich wollte aus den Begriffsdiskussionen um »psychische Krankheiten« die Neurobiologie raushalten und darauf fokussieren, was in der gesamten Medizin funktioniert, nämlich auf *lebensrelevante* Funktionsstörungen zu fokussieren. Sonst ist man immer jeweils an das Grundlagenmodell gebunden, das jeder mitbringt.

ROTH Es gibt aber Punkte, an denen der Übergang dringend notwendig ist. Ein einfaches Beispiel: Wenn man mit orthodoxen kognitiven Verhaltenstherapeuten redet, dann sagen die, alles sei gelernt, und man müsste nur auf den richtigen Knopf drücken, um das »falsch« Konditionierte wieder umzukonditionieren. Die alte Erfahrung sei dann »gelöscht«. Seit Langem wissen Neurobiologen jedoch, dass da gar nichts gelöscht oder ausradiert wird, sondern eine alte Erfahrung wird von einer neuen *überlagert.* Das kann im Übrigen auch jeder Psychotherapeut nachvollziehen, denn er kennt diese Situation, dass ein Klient nach Jahren plötzlich wieder um einen Termin bittet, weil er in einer Krisensituation in ein altes, dysfunktionales Muster zurückgefallen ist, obwohl seinerzeit die Therapie offenbar erfolgreich abgeschlossen worden war.

In Gehirnen wird mit den üblichen verhaltenstherapeutischen Maßnahmen nichts »gelöscht«. Dazu gibt es inzwischen sehr eindrucksvolle Tierexperimente, und zwar an Ratten, die frühkindlich in einem bestimmten Käfig traumatisiert wurden und dann zwei Jahre lang in einem Gehege ein freudvolles Leben führen konnten. Kamen sie gegen Ende ihres Lebens zurück in den Käfig, in dem sie traumatisiert worden waren, und wurden mit den früheren traumatischen Erlebnissen konfrontiert, dann traten dieselben Verhaltensweisen wie bei der Traumatisierung wieder auf, als ob sie nie ein freudvolles Leben gehabt hätten. Ich erwähne einen solchen Rattenversuch, weil man bestimmte Versuche aus ethischen Gründen natürlich mit Menschen nicht machen kann. Unsere Gehirne sind aber in dieser Hinsicht denen von Ratten sehr ähnlich. Es zeigt sich eben, dass die Amygdala unter normalen Bedingungen nicht »vergisst«. Nur wenn man ganz massiv mit Antibiotika oder anderen Substanzen die Gehirne beeinflusst und in einem ganz kleinen Zeitfenster handelt, kann man unter Umständen mit zahlreichen Nebenwirkungen wirklich etwas »ausradieren«. Aber so etwas wird kaum jemand beim Menschen machen wollen.

Wenn es aber keine Löschungen im Gehirn gibt, dann müssen Verhaltenstherapeuten ihr Modell in diesem Punkt ändern. Oder wenn wir zeigen können, dass sich bei einer Depressionstherapie *kognitiv* nichts abspielt, sondern alle therapierelevanten Veränderungen im limbischen Frontalhirn sowie in limbischen Zentren außerhalb der Großhirnrinde abläuft, dann müssen sich kognitive Verhaltenstherapeuten ein anderes Wirkmodell ausdenken. Entsprechend zeichnet sich bei ihnen inzwischen ein Trend ab, von der »bindungsorientierten, emotional-kognitiven Verhaltenstherapie« zu sprechen. Auch da habe ich bei einer solchen Wortwahl Bedenken, denn »Emotion« und »Kognition« sind so nicht miteinander verknüpft. Kognition und Emotion sind für uns Hirnforscher grundlegend unterschiedliche Abläufe und betreffen unterschiedliche Hirnregionen.

Ich will damit nur sagen, dass die Neurobiologie einen großen Einfluss auf die Wirkungsmodelle der unterschiedlichen Psychotherapieschulen hat und haben muss.

HEINZ Da gibt es auch ein schönes Beispiel von Terry Robinson und Kent Berridge aus der Suchttherapie, in der man heutzutage unterscheidet zwischen Genuss und Begierde. Manche Differenzierungen kommen eben aus der Neurobiologie und nicht von woanders.

Was sollten wir denn eine »psychische Erkrankung« nennen und was nicht?

HEINZ Als Ausgangspunkt ist eine psychische Erkrankung dann *möglicherweise* gegeben, wenn eine Funktion beeinträchtigt ist, die aus medizinischer Sicht lebenswichtig ist. Man muss aber gleich hinzufügen, dass es normative Setzungen sind, was als »lebenswichtig« gilt und was nicht. Solche Setzungen haben wir allerdings überall in der Medizin. Im psychischen Funktions-bereich gehen wir davon aus, dass Wachheit, Orientierung, Merkfähigkeit, Zuschreibung der Gedanken zu sich selbst und affektive Schwingungsfähigkeit dazugehören – um diese Stich-worte gibt es in der medizinischen Literatur relativ wenig Kont-roversen. Es muss jedoch dazukommen, dass entweder die Per-son selbst unter der Einschränkung leidet oder dass sich eine deutliche Beeinträchtigung im Alltagsleben beschreiben lässt, wenn etwa das eigene Waschen und die Hygiene und das eigen-ständige Anziehen und andere fundamentale Alltagshandlungen nicht mehr ausgeführt werden. Es gibt beispielsweise Menschen mit Alzheimer oder anderen Demenzen, die leiden selbst zwar nicht, aber die können sich nicht mehr anziehen. Das würde ich als »Krankheit« bezeichnen. Wenn jemand Stimmen hört und damit prima zurechtkommt, also weder darunter leidet noch sein Alltag beeinträchtigt ist, den würde ich nicht als klinisch relevant Erkrankten ansehen.

ROTH Was machen Sie zum Beispiel mit jemandem, der eine pani-sche Angst hat und nicht mehr aus dem Haus gehen kann?

HEINZ Dann muss man sich entscheiden, das ist dann auch eine Bewertungsfrage: Ist es lebensrelevant, *keine* panische Angst zu haben? Ich könnte damit leben, das zu bejahen. Aber es gibt Leute, die sagen zum Beispiel bei ADHS, man müsse sich doch gar nicht unbedingt so besonders konzentrieren können. Dann wäre die Konzentrationsfähigkeit nicht lebenswichtig und ihre Beeinträchtigung keine medizinisch relevante Funktionsstörung, die als Krankheit gewertet werden kann, wenn sie zudem für das betroffene Individuum tatsächlich von keinem Nachteil ist. Ich habe in »Der Begriff der psychischen Krankheit« keine endgültigen Antworten zu geben versucht – sondern ich wollte eine Art Anleitung geben, wie man darüber diskutieren sollte. Je nachdem, wie weit wir den Bereich der »Lebenswichtigkeit« fassen, haben wir mehr oder weniger Krankheiten. Damit hätten wir zumindest mal eine Vorgabe für die fachliche Auseinandersetzung.

Was ich auf jeden Fall ausschließen will, ist, eine Normabweichung zum Kriterium der Erkrankung zu machen. Dass dieses Kriterium nicht funktioniert, wird ja immer mal mit dem alten Beispiel der Karies von Karl Jaspers untermauert, denn die Norm ist, dass Menschen Karies haben, also wären die Gesunden die Kranken, und das wäre unsinnig. Das heißt, es geht nicht um Normalität im statistischen Sinne.

Auch für die Beschreibung psychischer Krankheiten kann man aus der Systematik der Neurologie lernen, denn dort haben wir die Motorik, die Sensorik, die Koordination und bestimmte kognitive Funktionen, für die sich Neurologen interessieren. Warum hat man diese Funktionen genommen? Motorik ist lebenswichtig, Sensorik ist lebenswichtig, Koordination und bestimmte andere Fähigkeiten sind es auch. Aber kein Neurologe käme auf die Idee, nach der durchschnittlichen Art, wie ein Mensch seinen Arm bewegt, festzulegen, 5 Prozent der Menschen am oberen und unteren Ende der Abweichung seien krank, weil sie ihre Arme so komisch bewegen. Vielmehr wird die Komplexität reduziert und auf einzelne Funktionen begrenzt, die plausiblerweise für den Menschen wichtig sind und die ich auch klinisch untersuchen kann. Das finde ich pragmatisch. Es geht nicht darum, endgültige Wahrheiten zu schaffen, sondern ich versuche immer zu sagen, am Schluss muss man sich mit den Konsequenzen auseinandersetzen – es ist ein Diskussionsprozess.

Wir sollten doch unbedingt vermeiden, solche Diskussionen wie in den USA zu führen, wo man normativ festlegen will, wie lange jemand nach dem Verlust eines nahestehenden Menschen trauern darf.

Roth Das war ja bei der Konzeption des DSM-5 eine große Diskussion.

Heinz Genau, eine Riesendiskussion.

Roth Bei der man jetzt zwei Wochen festgelegt hat.

Heinz Richtig. Wer länger trauert, ist krank. Es wird nun bestimmt eine tolle Trauerindustrie entstehen, vielleicht mit dem Slogan: »Schneller trauern und wieder arbeitsfähig werden in zwei Wochen.« Allerdings muss man hinzufügen, dass man jetzt in den USA schneller Hilfe bekommen kann, wenn man nach zwei Wochen immer noch massiv beeinträchtigt ist. Denn dort bekam man vorher erst nach einem halben Jahr therapeutische Hilfe, selbst dann, wenn ein Todesfall eine schwere Depression auslöst hat.

Dennoch würde ich vorschlagen, schauen wir uns doch an, ob sich jemand überhaupt noch freuen kann und ob er in seiner Depressivität so feststeckt, dass er nicht mehr aus dem Bett kommt, sich nicht mehr wäscht und anzieht. Was sind dann die sozialen Folgen? Leidet er selbst auch furchtbar darunter, dann, finde ich, kann man auch eine »Erkrankung« diagnostizieren, während andere Menschen »nur« trauern. Aber auch bei Beeinträchtigungen nach Todesfällen kann doch jemand eine psychische Erkrankung entwickeln. Das ist doch nachvollziehbar. Dann braucht man auch nicht mehr ätiologisch nach »Ursachen« zu sortieren und Trauer von Depression unbedingt abgrenzen, sondern man fragt nach dem Maß der Ausprägung.

All das sind Konzepte, über die man plausibel streiten kann, es geht doch nicht darum, dass da etwas in Stein gemeißelt wird. Als ich in der Neurologie anfing, gab es eine »Altersvergesslichkeit«. Wir sind davon ausgegangen, dass die Merkfähigkeit im Alter abnimmt. Dann gab es eine Alzheimerdemenz, die war aber eigentlich den unter Sechzigjährigen als Diagnose vorbehalten. Heute sagen wir, nein, es gibt keine Altersvergesslichkeit, unser Bild vom Menschen ist, dass man sein ganzes Leben lang ein gutes Gedächtnis hat, und wer das nicht hat, der hat entweder Alzheimer oder eine andere Demenz oder irgendeine sonstige Erkrankung, die herauszufinden ist. Grundsätzlich sind das alles Umwertungen aufgrund eines sich wandelnden Menschenbildes.

Roth Ja, der Opa war ein bisschen »tüttelig«, sagte man früher. »Der vergisst alles, aber das ist nun mal so, das ist bei alten Menschen normal.« Heute muss man ja auch mit achtzig noch hoch leistungsfähig sein, sonst gilt man als krank.

Was erwarten Sie beide sich denn von der zukünftigen Pharmakologie? Glauben Sie, dass das Zusammenarbeiten der Neurowissenschaften mit der Pharmaindustrie zu gezielteren Wirkungen führt? Welche Verbesserungen könnte es geben?

Roth Ich bin in dieser Frage ja eher Laie, Herr Heinz kann da sehr viel mehr aus dem Vollen schöpfen. Immerhin: In unserem Institut entstand kürzlich eine Doktorarbeit, in der die Wirkungsweisen von Antidepressiva genau untersucht wurden, und zwar aus rein neurobiologischer Sicht. Es ging um die Selektiven Serotonin-Wiederaufnahmehemmer, die SSRI, und die Frage, ob die behauptete Wirkungsweise der Pharmaindustrie stimmt. Es bestätigte sich, dass die Wirkung der SSRI – wenn sie denn eintritt – wahrscheinlich nichts mit der Serotonin-Wiederaufnahmehemmung zu tun hat. Worauf sie aber tatsächlich beruht, ist unklar, vielleicht mit der Anregung der Entstehung neuer Nervenzellen in limbischen Gebieten, zum Beispiel im orbitofrontalen Cortex, Hippocampus und den Basalganglien.

Es muss uns schon zu denken geben, dass die ganze Wirksamkeit von Psychopharmaka vonseiten der Pharmaindustrie stark übertriebenen wird. Der Anteil des Placeboeffekts ist genauso enorm hoch wie in der Psychotherapie. Jüngere Studien zeigen zum Beispiel bei den Schmerzmitteln, dass rund die Hälfte der bekanntesten Schmerzmittel mehrheitlich oder ausschließlich über einen Placeboeffekt wirken. Ich habe neulich auf einer kleinen Tagung von Schmerzforschern den Bericht über einen Versuch gehört, der das eindrucksvoll unterstrich: In dem Versuch kam der Arzt zum Patienten und sagte: »So, Herr Meier, wir geben Ihnen nun ein ganz neues, aber sehr wirkungsvolles Schmerzmittel, schon nach fünf Minuten wird es Ihnen besser gehen.« Und was passierte: Wir bekamen auf der Tagung gezeigt, wie beim Patienten sofort die Endorphine aufblühten im Gehirn, und zwar nicht nur in der Großhirnrinde und im insulären Cortex, nein, bis ins Hinterhorn des entsprechenden Rückenmarksegments. Ich dachte, ich sehe nicht recht. Aber: Die Schmerzen waren weg!

Da könnte man also vom Glauben abfallen, oder eben auch nicht, denn damit wird ja klar, wie wichtig eine von den Interessen der Pharmaindustrie unabhängige Forschung ist.

Dass selbst hier, also bei der Pharmakotherapie und körperlich wahrgenommenen Schmerzen, der Arzt und seine Persönlichkeit eine große Rolle spielen, ist ja beruhigend. Aus Sicht vieler Experten sind Psychopharmaka natürlich wichtig, aber eher am Anfang und begleitend. Dass die Psychotherapie demgegenüber einen längerfristigen Effekt hat, das glaube ich sofort.

Wenn ich mir die neurobiologische *mögliche* Verursachung ansehe, dann unterschreibe ich sofort, dass man eigentlich bei keinem der Psychopharmaka genau weiß, wie sie funktionieren. Bei vielen der Behauptungen scheint mir entweder unwissentlich die Unwahrheit gesagt zu werden oder es wird regelrecht gelogen. Aber Herr Heinz, da sind Sie der Experte, Sie können viel besser etwas dazu sagen.

HEINZ Ich versuche mal zu ergänzen: Das ist ja nicht so anders bei anderen Erkrankungen in der Medizin, aber es ist schon beeindruckend, dass die meisten Medikamente in der Psychiatrie auf die monoaminergen Botenstoffsysteme wirken: Dopamin, Noradrenalin, Serotonin sind die Klassiker. Das Spannende ist ja schon, dass das alte Hirnstammsysteme sind, die wahnsinnig viel mit Lernen aus Belohnung und Bestrafung zu tun haben. Offenbar haben die also etwas mit basalen Zusammenhängen zu tun wie: Ich nähere mich dem, weil ich es attraktiv finde, oder ich ziehe mich zurück, weil mich etwas eher abschreckt. Wenn ich da modulierend eingreife, hat das immense Auswirkungen. Diese ganzen Versprechen – wir finden ein neues Schizophrenie-Medikament, indem wir glutamaterg etwas verändern – haben nie geklappt. Da fragt man sich natürlich, warum nicht. Vielleicht deshalb, weil wir Glutamat für alles brauchen, Dopamin brauchen wir aber nur für bestimmte Funktionen. Man hatte gehofft, dass wir mit unseren neurobiologischen Forschungen auf immer neue Medikamente stoßen, aber dem war nicht so.

Dann gibt es wieder andere Wege, indem ein Olivier Ameisen dieses Muskelrelaxans Baclofen nimmt und feststellt, dass er seltener trinken muss. Schauen wir uns das neurobiologisch an, dann finden wir Zusammenhänge, die sprachlos machen: GABA-B-Rezeptoren hemmen in der VTA die Dopaminfreisetzung im ventralen Striatum. Das passt wie die Faust aufs Auge in vielen Suchttheorien.

ROTH Man muss ja wissen, dass die ganzen Neuromodulatoren an Glutamat und an GABA als Vermittler einer schnellen Informationsverarbeitung dranhängen, ich meine, das sind die Knechte, die das machen.

HEINZ Ja. Es gilt: Für die weitere Entdeckung neuer Medikamente brauchen wir weiter die Rückmeldungen der Patienten und die »Zufallsbefundgucker«. Mir hat auch Professor Przuntek, bei dem ich Neurologie gelernt habe, mal gesagt, dass der Dopamineffekt bei Parkinson-Patienten auffiel, obwohl die Ärzte viel zu niedrig dosiert hatten. Das war wirklich klinische Intuition, als die das erste Mal Dopamin gegeben haben und feststellten, dass das wirkt. Die Neurobiologie kann uns helfen, wenn ein Medikament entwickelt wurde, zu verstehen, was es macht und was es nicht macht – und damit lernen wir etwas über das Gehirn. Die Hoffnung, dass wir aus unseren Hypothesen immer weitere Medikamente entwickeln können, finde ich zwar nicht unbegründet, ist aber in letzter Zeit eher enttäuscht worden.

Roth Das ist genauso wie mit der Sequenzierung des menschlichen Genoms, als man dachte, jetzt würden wir alles wissen, aber es ist für unsere Interessen bisher nur wenig Hilfreiches dabei herausgekommen. Sehr enttäuschend.

Heinz Ja, so einfach ist es eben nicht. Ich habe ja immer auch die Sorge, dass solche Befunde für Manipulationszwecke missbraucht würden, aber sobald man etwas anfängt zu manipulieren, um aus einem normalen in einen vermeintlich idealen Bereich zu kommen, zerstört man etwas anderes. Das bedeutet wieder: Das sind alles komplexe Systeme.

Roth Das sagt ja auch Eric Kandel, der viel Geld investiert hat in die Verbesserung der Intelligenz, allerdings hat er bisher nichts wirklich Neues herausbekommen.

Heinz Eben, sonst würden wir alle sozial womöglich gezwungen, das anzuwenden, um noch besser zu funktionieren

PSYCHOTHERAPIE IST FÜR
DIE PSYCHE DA

»Wir Menschen wollen eine Erklärung für das, was wir
erleben. Das muss mit unseren Erfahrungen zu tun haben.
Deshalb brauchen wir eine entsprechende Narration.«
Andreas Heinz

Das Gehirn ist wie ein Schwamm

Ich komme auf den Punkt der Verbindung von Neuronalem und Psychischem noch einmal zurück: Tendenziell stimmen Sie mir zu, dass man zunächst beide Bereiche gesondert kommentieren sollte und die Schlüsse nicht zu sehr und zu schnell vermischen darf. Kann man das so festhalten?

ROTH Der Reduktionismus ist schon eine Gefahr. Gerade wenn man den Transfer versucht – und den muss man ja versuchen, will man die große Brücke schlagen –, dann muss man sensibel bleiben für Reduktionismen. Man kann aber auch nicht sagen, das Neuronale und das Psychische seien zwei Welten, und dabei bliebe es ein für alle Mal.

Dabei spielt auch das Vokabular eine große Rolle. Zum Beispiel spreche ich davon, dass unser Gehirn etwas entscheide, beziehungsweise ich frage danach, wie unser Gehirn entscheidet. Es gibt dann Philosophen, die mir antworten: »Das Gehirn entscheidet doch nichts, sondern ich entscheide.« Das wäre nur dann eine befriedigende Antwort, wenn man philosophisch genau sagen könnte, wer oder was das Ich ist. Soll das eine singuläre Instanz sein wie bei René Descartes? Dem stünde die Aussage von David Hume entgegen, dass das Ich ein Bündel ganz unterschiedlicher Zustände ist. Letzterem könnte die Neurobiologie zustimmen und auch erklären, welche Hirnzentren an diesem Bündel beteiligt sind und wie dieses »gebündelte« Ich im Laufe des Lebens entsteht. Allerdings müsste geklärt werden, ob beziehungsweise in welchem Maße dieses Ich vollständig an Hirnfunktionen gebunden ist oder eine gewisse Eigenständigkeit besitzt. Ein anderes, ebenfalls oft gehörtes »philosophisches« Gegenargument lautet: Es ist der ganze Mensch, der entscheidet, und nicht nur sein Gehirn.

Wir können zu diesem Zweck ein grausames gedankliches Experiment machen: Wir amputieren von einem Körper alle Gliedmaßen, bis zum Schluss nur noch das Gehirn in einer Nährlösung übrig bleibt. Könnte dieses Gehirn noch entscheiden? Wenn ja, nehmen wir Teile vom Gehirn weg, und dann würden wir eventuell feststellen: Dieses Gehirn kann immer noch genauso gut entscheiden wie die ganze Person, wenn die und die Teile des Gehirns funktionsfähig sind. Mein linker Zeh entscheidet demgegenüber nun mal nichts, mein Bein und meine Hand entscheiden nichts. Dann dennoch zu behaupten, es sei nicht das Gehirn, das entscheidet, sondern mein Ich oder der gesamte Mensch, das ist damit widerlegt. Man braucht ja nur das prä-supplementär-motorische Areal zu stimulieren, das bestimmte Philosophen als den »Sitz« des wollenden Ichs annehmen, und schon hebt sich unser Arm. Fragt man solche Versuchspersonen, wir sprachen es ja schon an, warum sie den Arm gehoben haben, antworten die: »Weil ich das so wollte.« Dieses Experiment ist schon x-mal wiederholt worden.

Schon wieder stellen wir uns die Frage: Ist das nur ein Korrelat oder steckt da nicht doch mehr dahinter und wie würde eine exaktere Beschreibung klingen? Man müsste mit Philosophen ausführlicher diskutieren, wie denn eine sowohl korrekte als auch sachlich weiterführende Ausdrucksform für solche Zusammenhänge aussehen könnte.

HEINZ Da gibt es zwei unterschiedliche Bereiche, die mit der Unterscheidung von Verstehen und Erklären benannt werden können. Bei dem, worüber wir gerade reden, geht es um Erklärungen. Das heißt aber noch nicht, dass man deshalb versteht, wie sich etwas anfühlt. Das kriege ich aus einem Neuronenkonstrukt nicht heraus, aber *erklären* können wir es. Das mag schwierig sein bei so komplexen Dingen, aber ich halte es auch nicht für ausgeschlossen, dass man mit immer komplexeren Methoden und mathematischen Rechnungsmöglichkeiten so komplizierte neuronale Interaktionen zumindest so weit erklären kann, dass sich nachvollziehen lässt, warum bestimmte *Erlebnisse* auftreten. Deshalb weiß ich als Forscher aber nicht, wie die sich anfühlen, wie eine moralische Bewertung ausfällt und so weiter.

Wenn wir vom Gehirn reden, dann meinen wir zunächst das komplexe biologische Organ, das für die Art und Weise entscheidend sein soll, was wir als Menschen *erleben*. Worüber ich mich oft aufrege, das betrifft jenes reduzierte Bild, das in populären Darstellungen vertreten wird, wenn gesagt wird: Da gibt's einen frontalen Cortex, der ist der Chief Executive Officer des Ganzen und der bestimmt, was in den anderen Hirnregionen zu geschehen hat. Das ist viel zu vereinfachend.

In der Psychoanalyse gibt es eine wichtige Unterscheidung: Da gibt es das Selbst als Selbstbild und das Selbst als Person, die *als Leib* lebt. Das ist nicht dasselbe. Das Selbstbild oder unser Bild vom Gehirn aus den Neurowissenschaften wird immer davon geprägt, mit welchen Hypothesen wir herangehen, was für Vorurteile wir aufs Gehirn projizieren, wie uns die Empirie widerlegt oder nicht. In Zeiten, in denen wir alle fanden, dass große Unternehmen einen starken CEO brauchen, war auch in der Psychiatrie der frontale Cortex an allem schuld: *Der* CEO funktionierte nicht. Es galt immer als ganz wichtig, dass der frontale Cortex funktioniert. Bei der »Schizophrenie« hieß das: Frontaler Cortex funktioniert nicht plus Dopamin zu hoch gleich Schizophrenie. Bei Depressionen, bei ADHS: Immer funktionierte angeblich der frontale Cortex nicht. Darüber kann man sich zu Recht aufregen, weil dahinter ein hierarchisches Weltbild steckt, das auf eine Erkrankung projiziert wird. Das Gehirn ist aber nicht das tradierte Bild, das wir davon haben.

Aber etwas anderes als ein Bild haben wir ja nicht.

ROTH Es hilft in derartigen Diskussionen, wenn man sagt, dass wir ein Gehirn haben, das über seine anatomische Existenz hinaus einen Schwamm darstellt, der aus der Umwelt Erfahrungen aufsaugt und diese sich dann durch Umstrukturierung seiner Neuronennetzwerke und damit durch Lernen »einverleibt«. Das Gehirn ist also ein soziales Organ, das aus sozialisierten Netzwerken besteht, jedenfalls überwiegend. Sehen wir uns also eine Abbildung des Gehirns an, dann reden wir nicht über das, was wir da in den berühmten bunten Bildern erfassen können, sondern über ein System, das mir in seiner ganzen Komplexität zwar nicht direkt zugänglich ist, das aber Realität ist.

Wenn man genau hinsieht, wird einem übrigens schnell klar, dass der präfrontale Cortex nicht die große Kommandozentrale sein kann, sondern zum Beispiel von der Amygdala, dem Mandelkern, unbewusst beeinflusst wird. Das Ganze bildet ein sehr komplexes Netzwerk, das aus vielen bewusst und unbewusst arbeitenden Zentren besteht.

Das ist aber leider genau das, was heutzutage in der sogenannten Neuroökonomie oder im Neuromarketing so nicht abgebildet wird. Für viele Neuroökonomen gibt es den Nucleus accumbens, und wenn der feuert, dann kauft der Mensch. So etwas steht natürlich in keinem Lehrbuch, aber es hört sich toll an, so als gäbe es einen Schalter, den man nur umzulegen bräuchte. Das ist ziemlicher Quatsch!

Das Gehirn als ein zutiefst individuell gesättigter Schwamm, der intern über chemische und elektrische Impulse organisiert wird und auf diesem Weg einen »Inhalt« erzeugt. So ist jeder Inhalt eine ganz spezifische Lichterkette, die im Gehirn aufleuchtet. Vielleicht ist die gesamte zur Verfügung stehende Lichterkette unser Ich. Wie verstehen Sie dann eine Psychose, in der sich jemand verfolgt und sich in einer völlig anderen Welt fühlt?

HEINZ Das wissen wir ja alles gar nicht so genau. Aber was sich verstehen lässt, ist: Es gibt Strukturen wie den Hippocampus und den präfrontalen Cortex, deren Funktionen sich in Psychosen verändern. Diese Regionen sind beim psychotischen Menschen allerdings nicht »beschädigt«, wie man das in Tierversuchen gemacht hat, um zu zeigen, was dann passiert, wenn man diese Regionen ausschaltet. Hinzu kommt die Frage, warum sich psychotisches Erleben überhaupt in der Menschheit gehalten hat, denn schizophrene Menschen haben aufgrund der sozialen Verhältnisse immer weniger Kinder bekommen als andere. So gesehen müssten psychosefähige Menschen eigentlich ausgestorben sein – wenn es nicht irgendeinen Vorteil gäbe.

Es gibt einen ganz tollen Test, um diese Vorurteile darzustellen: Zeigt man Menschen mit einer schizophrenen Psychose Bilder mit farbigen geometrischen Figuren und sollen sie zum Beispiel immer beim Erscheinen eines roten Dreiecks einen Knopf drücken, dann sind sie dabei langsamer als nichterkrankte Personen. Wechselt nun die Bedeutung, sodass plötzlich etwa das gelbe Viereck das Signal zum Drücken des Knopfes ist, dann sind diese Menschen schneller als die anderen. Etwas Altbekanntes bekommt plötzlich eine neue Bedeutung und wird schnell erkannt.

In der Autobiografie von Dorothea Buck-Zerchin, »Auf der Spur des Morgensterns«, findet man etwas Ähnliches: In ihrer Psychose erlebt sie die Welt wie neu und entdeckt dabei, dass der Morgenstern, der natürlich schon immer am Himmel stand, für sie *jetzt* eine besondere Bedeutung hat. Das heißt: Da gibt es eine Begabung, aus dem, was eigentlich altbekannt ist, etwas Neues herauszulesen, und zwar vielleicht deshalb, weil die psychotische Weltwahrnehmung ein bisschen chaotischer ist als unter »normalen« Bedingungen und das vermeintlich Selbstverständliche seine Überraschung erhält. Das Bekannte blenden wir ja sonst schnell aus.

Bei dem Buch, das ich zusammen mit Thomas Bock geschrieben habe, haben wir aus diesem Grund den Titel »Ringen um Selbstverständlichkeit« als Bild für die Psychose gewählt, auch wenn die Welt natürlich nie selbstverständlich ist. Menschen, die dafür empfindlicher sind, stolpern dann eher über all unsere

Selbstverständlichkeiten, mit denen wir uns eingerichtet haben. Das kann natürlich dazu führen, dass die Welt so unverständlich wird, dass nicht mehr viel geht. Sekundär könnte man dann ein System wie das Dopamin hochfahren, um Ordnung in das Chaos zu bringen und einige Reize als besonders wichtig hervorzuheben. Ich erkläre es gerne mit einer anderen Metapher, nämlich mit dem Kontrasteknopf an alten Schwarz-Weiß-Fernsehern: Wenn wir auf ein unklares Bild damit reagieren, dass wir die Kontraste hochdrehen, dann ist alles stark vereinfacht. In der psychotischen Wahrnehmung kann dann alles nur noch aus »Verfolgern« bestehen und die Differenzierungen sind weg.

Philipp Sterzer und andere haben Menschen mit einem starken Wahn instabile Bilder gezeigt und beobachtet, wie eine stark verrauschte Signaldarstellung aufgenommen wurde. Wenn man Bilder mit blinkenden Punkten zeigt und die sich vermutlich nach links oder nach rechts drehen, dann kann man das so erleben, als würde einer, der nach links dreht, plötzlich kippen und sich nach rechts drehen. Dabei zeigte sich: Wenn die Kodierung schon in den visuellen Zentren nicht so eindeutig war, dann neigten die Personen dazu, wahnhaft zu sein. Das Entscheidende aber war, dass auf diese etwas verrauschte Darstellung der frontale Cortex mit einem »Machtwort« reagierte.

ROTH Er vereindeutigt die Wahrnehmung.

HEINZ Ja. Unklare Situationen verwirren uns und wir Menschen können darauf mit einem Wahn reagieren. Jetzt kann natürlich eine solche Unklarheit deshalb in einem Weltbild entstehen, weil sie sozial real erlebt wird, weil jemand sexuell vom eigenen Vater missbraucht worden ist, weil bestimmte soziale Signale wirklich ein Stück verrauscht sind, weil ein Schwarzer in London in einem rein weißen Stadtteil wohnt und das Gefühl entwickelt, alle wollen ihm Böses. Auch das habe ich selbst schon erlebt. Ich habe an einer überwiegend »schwarzen« Universität, der Howard University, unterrichtet. Alle waren sehr nett zu mir, aber hätte auch nur einer in der Vorlesung auffällig gehustet, dann hätte ich mich gefragt, ob das nicht ein Signal dafür ist, dass die mich dort nicht wirklich wollen, zumal mir jemand vorab gesagt hatte, da gebe es Leute, die würden keine Weißen mögen. Die waren aber alle sehr nett. Trotzdem: Mein Erregungsniveau war hoch – und das waren nur zwei Stunden pro Woche! Hätte ich das die gesamte Zeit über erlebt, wäre es mir anders gegangen.

Ich glaube, es gibt viele Wege hinein in solche Wahrnehmungen. Wir haben einfach in der Neurobiologie erst ganz wenige Puzzleteile zusammen. Unser Bild ist sehr lückenhaft und vielleicht haben wir so manche wichtige Stelle überhaupt noch gar nicht im Blick.

Darauf würde ich gerne noch mal hinweisen, dass wir von dem, was wir vermeintlich wissen, ein bisschen zurückgehen. Wir wissen bestimmte Dinge, die können wir beschreiben, aber wir wissen vieles auch nicht, und manches können wir gar nicht wissen.

HEINZ Ja, aber das ist doch nicht schlimm.

Nein, überhaupt nicht, aber dann sollten wir auch nicht so tun, als würden wir etwas wissen. Manchmal reimen wir da eher etwas zusammen.

HEINZ Stimmt. Da sind dann die Philosophen schnell genervt, wenn die medizinischen Kollegen sagen, ja, das ist eben der Moment, an dem die Amygdala nicht mehr aktiviert wird. Ich habe mal erlebt in einem Treffen mit Traumatherapeuten, dass sich eine sehr engagierte Traumatherapeutin, die sich für Flüchtlinge einsetzte, meinte: »Ja, in dem Moment geht die Information aus der Amygdala in den Hippocampus über, und dann ist die kognitive Kontrolle wieder da.« Da dachte ich, Mensch, das ist toll, dass die das so genau weiß, und fragte sie, ob sie mir dazu mal etwas Material zuschicken könne. Leider habe ich nie wieder etwas von ihr gehört. Also habe ich selbst mal gesucht. Tatsächlich ist es ja nicht falsch, dass Emotionen erst mal stark mit der Erregung limbischer Regionen wie der Amygdala verbunden sind und dass man Emotionen kontextualisieren soll, wozu man den Hippocampus und andere Hirnreale benötigt, aber es gibt keinen Kippschalter, über den man sagen könnte, von hier ab ist etwas Bestimmtes kognitiv kontrolliert.

ROTH Das ist übrigens auch bei so einem berühmten Buch wie der »Neuropsychotherapie« von Klaus Grawe so. Das Buch war ja so etwas wie eine fachliche Sensation und ich schätze Grawes Ansatz sehr, den er ja leider nicht mehr weiterentwickeln konnte. Wenn man das Buch liest, findet man zugleich auch ziemlich naive Vorstellungen. Grawe war ein Psychotherapeut, der sich neurobiologische Zusammenhänge angelesen hatte. Das darf man ihm auch nicht vorwerfen. Bei uns ist es umgekehrt: Wir sind Neurobiologen und müssen uns mühsam in die Psychotherapie reinlesen. Da kann man dann ganz schnell meinen: Wenn die Amygdala feuere, werde jemand depressiv. Man sieht daran, welche Wege noch zurückzulegen sind. Sie, Herr Heinz, sind einer von den ganz wenigen Neurobiologen *und* Psychiatern. Welcher Neurobiologe kann schon wirklich kompetent auf all den Gebieten mitreden? Also machen wir Fehler, auch schwere Fehler.

Bei Grawe ist natürlich dieser ganze neurologische Enthusiasmus zu finden, der sich für uns heute, über zwölf Jahre später, etwas überzogen anfühlt.

ROTH Ich habe vor einiger Zeit eine Vorlesung gehalten über die »Neurobiologie der Emotionen«. Am Ende einer Vorlesungssitzung meldete sich eine Frau, geschätzt so um die fünfzig, die sicherlich keine Studentin war, die sagte, sie fände das alles ganz grässlich, was ich da so erzählt hätte. Ich hätte ja behauptet, es gäbe Patienten, die als nicht therapierbar gelten. Das gäbe es nicht. Psychotherapie heile alles. Ich habe geantwortet, ich sei ja kein Psychotherapeut, aber ich hätte viele Freunde unter Psychotherapeuten, die würden mir alle sagen: Bei den einen Patienten gehe es gut, bei den anderen weniger gut, bei noch anderen könnten sie gar nichts bewegen. Immerhin kenne ich auch berühmte Psychotherapeuten, wie etwa Otto Kernberg, der mir sagte, bei bestimmten Menschen könne er nichts ausrichten. Ohnehin hatte ich gesagt, *bisher* sei Psychotherapie bei bestimmten Phänomenen erfolglos. Wer weiß, was noch kommt.

Aber diese Frau hielt das für eine Unverschämtheit und fand ihre Profession abgewertet. »Wir heilen alle«, darauf bestand sie. Ich halte das für eine extreme Borniertheit auf der Seite von Psychotherapeuten.

Das ist aber eine extreme Ausnahme.

ROTH Aber die gibt es. Und sicher gibt es extreme Ausnahmen auch bei den Neurobiologen.

HEINZ Ach, bei den Neurobiologen vielleicht weniger, aber es gibt natürlich so Gruppen wie die Neuraltherapeuten. Die habe ich mal auf einer Tagung erlebt, die wirklich prominent besetzt war. Es ging um Schmerztherapie und darum, wie Umweltfaktoren neuroplastisch wirken. Dann meldet sich ein Neuraltherapeut und bekam Standing Ovations, weil der sagte, »Das, was Sie hier sagen, ist alles sehr wichtig für uns, aber ich möchte mal eins hinzufügen, nämlich dass ich jede Migräne heilen kann, bei mir gibt es keinen, der ungeheilt die Praxis wieder verlässt.« So etwas wie Therapieresistenz gebe es bei ihm nicht.

Na ja, ein Fachkollege von Ihnen hat sich mal auf einer Tagung hingestellt und behauptet, wenn jemand Patienten habe, die Stimmen hörten, sollte er sie zu ihm schicken, er mache die Stimmen mit Magnetismus alle weg. Mal ganz abgesehen davon, ob es ein therapeutisch sinnvoller Umgang mit inneren Stimmen ist, sie einfach »weg«zumachen.

HEINZ Ja, wir haben das hier sogar ausprobiert, weil die Medikamente ja oft zu einer unglaublichen Gewichtszunahme führen. Sie sind zwar angenehm einzunehmen, haben aber starke
Nebenwirkungen. Also haben wir Magnetstimulation mal versucht, aber, ehrlich gesagt, war das nicht so wirksam. Manchmal ist es aber auch so, dass sie, wenn sie wahnsinnig überzeugt
sind von einer Methode, tatsächlich Leuten helfen, obwohl man
gar keinen Effekt der Methode nachweisen kann. Das ist ja der
Placeboeffekt.

Psychisch stark verunsicherte Menschen brauchen eine Stabilisierung, oft auch von außen, also professionell – das kann kein Medikament bewirken, oder vielleicht doch?

HEINZ Da erzähle ich zuerst mal ein Beispiel: Bei einem meiner Patienten war die Mutter gestorben – das ist subjektiv und persönlich immer schlimm, aber es passiert nun mal in unserem Leben. Es handelte sich um einen Mann mit massiven Entscheidungsproblemen. Aus irgendeinem Grund ging ihm der Tod der Mutter so nahe, dass er über zwei Jahre hinweg frühmorgens schon in ein Stimmungstief verfiel. Die Ehefrau erzählte, er habe jeden Morgen zuerst einmal ein »Frühstücksgespräch« geführt, in dem er sich grüblerisch über Alltagsprobleme den Kopf zerbrochen hatte, die er gar nicht lösen konnte. Irgendwann hat er versucht, weil er sich nicht entscheiden konnte – er war Mitte fünfzig –, zu einem Klassentreffen zu gehen, sich das Leben zu nehmen. Jetzt ist so ein Klassentreffen für Mitte Fünfzigjährige in der Regel nicht *die* Herausforderung im Leben, und wenn man nicht hingeht, dann geht man eben nicht hin. Für ihn aber war das eine Katastrophe, und er glaubte, nicht mehr leben zu können, und versuchte sich selbst zu töten.

So kam er zu mir. Er gehörte zu den Schwerstkranken mit extremer psychomotorischer Verlangsamung. Er hat überhaupt nicht reagiert und mir nur wahnhaft immer wieder erzählt, er habe sich mit dem Brieföffner in die Brust stechen wollen, weil sein »Computer« nun mal kaputt sei – er nannte sein Gehirn seinen »Computer«. Mehr hat er nicht gesagt, er war überhaupt nicht zugänglich.

Nach zwei Wochen komme ich auf die Station, und da kommt er mir entgegen und trägt einen Kuchen auf dem Arm und strahlt: »Hallo, Herr Heinz, wollen Sie auch ein Stück?«

Was sagt uns das? So rund vierzehn Tage brauchen die Antidepressiva, um zu wirken. Es handelte sich um ein altes Antidepressivum, das viele Nebenwirkungen hat, aber meist gut wirkt. Und der Mann sprach ganz stark darauf an. Also, es half erst mal, um ihn aus dieser Krise rauszuholen. Das muss man mal erlebt haben!

Wir haben aber andere Patienten, die sind viele Wochen da, und es geschieht nichts. Wir hatten zum Beispiel einen Mann aus Mecklenburg: In der DDR Karriere gemacht, nach der Wende war er damit aber in der falschen Partei gewesen, er gründete ein Unternehmen, das Unternehmen ging pleite, darüber hinaus war er mit der Familie zerstritten – zu guter Letzt bekam er eine schwere Depression. Was soll denn da ein Antidepressivum helfen? Das kann weder die Biografie bereinigen noch kann es die Schulden wegmachen oder den Streit mit der Frau beheben.

Natürlich, wenn der auf all diese Belastungsfaktoren hin auch noch biologisch mit einer im Gehirn nachweisbaren Beeinträchtigung reagiert, weil er die ganze Zeit extrem gestresst ist, dann hat man vielleicht mit einem Medikament eine Chance. Aber dessen Grundproblem ist doch deutlich ein anderes.

Antidepressiva wirken umso schlechter, desto mehr sie breitbandmäßig auf jedes soziale Problem gegeben werden. Früher haben wir sie nur bei sogenannten endogenen Depressionen gegeben, die weitgehend aus »heiterem Himmel« über die Betroffenen hereinbrachen und keinen nachvollziehbaren Anlass hatten, sodass man dachte, die kämen »von innen«. Biologische Kollegen würden jetzt zu Recht antworten: »Dann definiert uns doch bitte reliabel die endogene Depression so, dass wir mit der Sicherheit von 90 Prozent etwas Passendes entwickeln können.« Das ist dann aber auch mehr eine Musterwahrnehmung als eine scharfe Abgrenzung.

Roth Ja, das wäre etwas für John-Dylan Haynes mit seiner multivariablen Analyse.

HEINZ Ja, man könnte das vielleicht clustern. Das Problem ist
schlicht: Es werden einfach *zu viele* Antidepressiva bei *zu vielen*
Patientinnen und Patienten gegeben, denke ich. Bei den Schwer-
kranken wirken sie in der Regel wirklich gut. Es kommt aber
doch auch darauf an, was man einnimmt. Und zum Serotonin
noch mal: Ich bin mir sicher, dass es eine Rolle spielt. Es ist doch
nicht so, dass es, nur weil ein Medikament darauf wirkt, ein
Beleg dafür wäre, dass hier etwas *ursächlich* vorliegt.

Nehmen wir das Parkinson-Syndrom: Den Menschen fehlt
Dopamin, und wenn ich nun das cholinerge System blockiere,
dann geht's denen wieder besser. Das liegt aber daran, dass
dann beide Systeme, das dopaminerge und das cholinerge,
im Gleichgewicht sind. Wenn ein System nicht funktioniert
und wir machen auch das andere »kaputt« beziehungsweise
wenn wir auch das andere System blockieren, dann haben wir
ein neues Gleichgewicht zwischen den zwei Systemen. Solche Interaktionen kann es auch mit Serotonin geben, denn es
gibt ja durchaus Hinweise darauf, dass sich der Serotoninhaus-
halt unter Stress verändert, und es gibt auch Hinweise, dass
bei einem Teil der Depressiven die Cortisol-Achse, die Sie ja
gerade schon angesprochen haben, eine große Rolle spielt. Auch
hier könnte die Serotoninwirkung der Medikamente ein neues
Gleichgewicht herstellen.

Aber, wie Herr Roth schon sagte, die Effekte sind bei Menschen vielfältig und komplex. Teilweise sind die Einflussfaktoren
relativ klein. Wenn wir Glück haben, finden wir eine Gruppe,
in der wir etwas deutlich sehen. Je breiter wir aber eine Gruppe
definieren, desto eher finden wir Gruppen, bei denen die Auffälligkeiten viel mehr mit gescheiterten Lebensentwürfen zu tun
haben als mit biologischen Anfälligkeiten.

ROTH Wir haben hier in Berlin eine große Untersuchung an
jugendlichen Schwerkriminellen gemacht, also mit Menschen,
die schon mit 18 Jahren viele schwere Delikte verübt hatten. Wir
haben uns die Akten angesehen, und man konnte retrospektiv

fast immer sagen, dass zu der Kriminalität stets eine schwierige Lebenssituation in der frühen Kindheit und in der Familie insgesamt vorlag. Retrospektiv findet man das immer. Das ist nicht anders als bei Depressionen.

Das Umgekehrte aber, das heißt, verlässliche Voraussagen aufgrund der frühkindlichen Ausgangs- und Lebensbedingungen machen zu können, wäre eine Riesenaufgabe, über die wir dringend sprechen müssten. Man müsste hier insbesondere die Abweichler von diesem Muster untersuchen. Das heißt: Wo sind die vielen Leute, die aus sehr problematischen Familienverhältnissen kommen und *nicht* kriminell geworden sind? Über die wissen wir kaum etwas.

Nur durch Zufall stießen wir auf Geschichten, dass sich jemand gut im Leben zurechtgefunden hatte, obwohl er aus einer hochproblematischen Familie stammte und vielleicht Geschwister hatte, die kriminell geworden waren. Wir fanden dann öfter, dass in der Lebensgeschichte relativ früh, in einem Zeitfenster von bis zu fünf Jahren, eine Bindungsperson aufgetreten war, die etwas Positives bewirkt hatte, eine gute Bindungserfahrung vermittelt hatte, auch wenn die Familie völlig defizitär war, vielleicht eine Tante, ein Onkel, jemand in der Kita oder ein Lehrer – diese Personen waren der Rettungsanker. Prospektiv ist das alles sehr schwierig, aber retrospektiv kann man sagen, dass eine Verkettung von Genetik und Epigenetik, früher Kindheit und späteren Lebenserfahrungen im positiven und negativen Sinne unsere Psyche und Persönlichkeit bestimmt. Wenn es also trotz der Belastung gut verlaufen ist, dann muss irgendwo so ein Rettungsanker in der Lebensgeschichte vorhanden gewesen sein. Hätten wir in Bezug auf diese zweite Kategorie von Personen bessere Zahlen, dann ließe sich auch untersuchen, ob jemand, der zwar aus einer schwerbelasteten Familie stammt, aber nicht kriminell wurde, andere, positive Gen-Polymorphismen gehabt hat oder ob nicht doch eher ein solcher Rettungsanker bedeutend war – oder am besten natürlich beides.

Heinz Nur eine Ergänzung dazu, denn das Thema ist hoch politisch: Solche Rettungsanker können unglaublich hilfreich, aber auch unglaublich gefährlich sein, wenn sie zum Beispiel sehr schlichte, klare Weltbilder vertreten. Ich habe eine bestimmte Zeit meines Lebens in den USA gelebt, wo ja ein großer Teil der Kriminellen in den Knästen Schwarze sind, die sich zunächst den Black Panthers anschlossen. Später und bis heute schließen sich aber viele den Black Muslims an. Das ist schon problematischer, ich selbst habe deren Fanatismus erlebt. Bei uns hier in Deutschland gibt es die ganzen rechten Gruppen, die gezielt Jugendliche organisieren, und auch die islamistischen Gruppen, die Migrantenjugendliche ansprechen. Beide richten sich an junge Menschen, die sich ausgeschlossen fühlen, und »stabilisieren« diese jungen Menschen.

Roth Ja, natürlich, psychische Stabilisierung ist nicht per se positiv im sozialen oder moralischen Sinn.

Heinz Wer sozial ausgeschlossen wird, ist oft dankbar für alle Arten der Stabilisierung. Extremisten finden einen Bedarf bei diesen Jugendlichen, und wir müssen aufpassen, dass wir uns da nicht zurückziehen. Radikalisierte Gruppen in Jugendzentren oder Fußballvereinen bieten dann unwidersprochen Identifikationsmöglichkeiten, an die desintegrierte und psychisch destabilisierte Menschen andocken. Viele der Attentäter von Paris und hierzulande sind doch Personen aus unglaublich schwierigen Familien, soweit man das weiß, und haben zum Teil auch Kriminalitätsvorgeschichten. Gerade in der Betreuung von Menschen im Knast muss man mehr sinnstiftende Angebote machen, sonst werden sie anfällig für »Bekehrungserlebnisse« in anderen Zusammenhängen.

Roth Wir müssen uns da nichts vormachen: Noch vor fünfzig bis hundert Jahren war auch die katholische Kirche voll von solchen »Entdeckungserlebnissen«. Einer kam »von der Straße« und aus einem miserablen Elternhaus, lernte plötzlich einen Priester kennen – und mit einem Mal wurde der zum tiefgläubigen

Katholiken und natürlich zu einem guten Menschen. Beim Kirchenvater Augustinus genügte die Aufforderung »Nimm und lies!«. Heute sind wir etwas skeptischer, was genau das Erweckungserlebnis nach sich zog. Ob einer nun zu den radikalen Muslimen läuft, zu den Rechtsradikalen oder zu den orthodoxen Katholiken – ich war im katholischen Internat, ich weiß, wovon ich rede –, das ist in den Grundzügen dasselbe. Je labiler man psychisch ist, desto mehr braucht man irgendeinen Halt. Und einfach strukturierte Weltbilder vermitteln vielen Menschen einen solchen psychischen Halt.

HEINZ Das ist auch ein Grund dafür, warum in den USA die Armee so eine Riesenrolle in der Resozialisierung von Leuten spielt: klare Regeln, klare Unterordnungsverhältnisse, viel körperliche Aktivität und auch klare Regeln gegen Rassismus – immerhin, denn das ist für die Minderheiten in der Armee superwichtig.

ROTH Und Zeltlager …

Das heißt: Bindungspersonen sind wichtig, aber auch die können sehr unterschiedlich ausfallen. Das hätte auch Folgen für das Hilfesystem, denn dann müssten wir bei psychosozialen Hilfen fragen, wie wir Bindungspersonen kreieren können und wie viel Zeit die für ihre Hilfen bekommen.

HEINZ Ja, und wie unterstützen wir die gezielt? Das ist wirklich ein großes Problem. Es gibt ein ganz großes Bedürfnis nach Gruppenidentifizierung bei Jugendlichen. Das wissen wir alle. Es wird »Peerorientierung« genannt und spielt eine Riesenrolle auch beim Suchtmittelkonsum. Eine Gruppe, die eine starke innere Identität bietet, ist viel attraktiver als irgendeine anonyme Verbandsstruktur. Dabei kommt es dann eben extrem auf die Ziele in der Gruppe an.

Auch Hooligans, die sich gegenseitig den Kopf einschlagen, bieten eine Form der Gruppenbindung, die auch Mutproben vorsieht. Wo bieten wir so etwas noch in einem *konstruktiven*

Rahmen? Da fehlt ein Freiraum. Wenn ich sehe, wegen was Eltern Anrufe aus Schulen bekommen und über was die Schulen sich aufregen, da denke ich: »Mein Gott, was für ein Level an perfektem Wohlverhalten über diese langen Schulzeiten von morgens um acht bis nachmittags um vier wollen die eigentlich?«

Roth Man muss beim Bindungskonzept neben der inhaltlichen Orientierung aber auf noch etwas anderes achten. Gehen wir mal von dieser Dreiteilung »sicher gebundene«, »unsicher gebundene« und »desorganisierte« Kinder aus. Nehmen wir die Untersuchung mittels der »Fremden Situation«: Die sicher gebundenen Kinder sind bei der Trennung von der Mutter untröstlich, bis die Mutter wieder in den Raum kommt. Die Kinder mit einem unsicher-vermeidenden Bindungsstil hingegen ignorieren die Mutter sogar erst mal, wenn sie wieder hereinkommt. Das kann man als schwache Bindung auslegen, aber eine zu enge Bindung ist ja auch nicht gut im Leben. Kinder, die nach einer vorübergehenden Trennung so reagieren, haben zum Teil einen Vorteil, weil sie nicht »klammern«, sondern sie bereiten sich besser auf die Realitäten des Lebens vor. Das hat viel für sich. Wenn ich gelernt habe, dass Bindung immer Vor- und Nachteile hat und dass ich mich auch mal frei machen muss von enger Bindung, dann kann das ein großer Überlebensvorteil sein.

Wo sehen Sie denn noch in den psychotherapeutischen Verfahren Annahmen, von denen Sie sagen würden, dass man sich von denen verabschieden müsste.

Roth Ich bin als einziger Neurobiologe Mitglied einer informellen Kommission von Psychoanalytikern, die sich die hehre Aufgabe gestellt haben, zu überprüfen, was am psychoanalytischen Erklärungsmodell überhaupt noch tragfähig ist. Ich sage »Erklärungsmodell«, ich spreche jetzt nicht von der therapeutischen

Wirkung der Psychoanalyse. In diesem Kontext habe ich eine Liste erstellt mit meinen Anregungen, was dazu führte, dass die anderen Teilnehmer erst mal sprachlos waren. Die Triebtheorie Freuds ist nur im Anschluss an Ideen des 18. und frühen 19. Jahrhunderts zu verstehen und heute in großen Teilen nicht mehr haltbar. Dann stellt sich natürlich die Frage: Wie sehen die Erklärungen denn heute aus? Man muss ja auch sehen, dass natürlich bestimmte Begriffe, etwa »neuronale Hemmung«, die uns heute vertraut sind, Freud noch gar nicht bekannt waren. Er kannte wie alle seine Zeitgenossen nur Antrieb/Aufregung und Rückkehr zur Ruhe, aber keine Hemmung. Das Hemmungsprinzip hätte ihm vermutlich sehr geholfen.

Ein anderes Beispiel betrifft die Freud'schen Konzeptionen vom Unbewussten, Vorbewussten, Bewussten, da geht es nämlich bei Freud hin und her. Einmal wird ins Vorbewusste verdrängt, einmal ins Unbewusste. Es geht in Freuds Veröffentlichungen oft ungenau zu, und manchmal räumt er das sogar ein. Heute kann man das Verhältnis von Unbewusstem, Vorbewusstem und Bewusstem ziemlich gut psychologisch-neurobiologisch beschreiben. Das Freud'sche Modell, die sogenannte erste Topik, muss entsprechend überarbeitet werden.

Aber das geht noch weiter, zum Beispiel zur Frage: Wer verdrängt eigentlich? Verdrängung ist wohl ein reales Phänomen, aber welche Instanz verdrängt? Will man nun doch eine »Instanz« im Gehirn annehmen? Für Freud war es das bewusste Ich, das verdrängt, aber viele Freudianer nehmen auch eine unbewusste Verdrängung an. Es gibt inzwischen Hinweise, dass hierbei der sogenannte anteriore cinguläre Cortex als unbewusster und bewusster »Konfliktmonitor« eine Rolle spielt – aber das ist nur eine Hypothese.

Auch die Traumtheorie gilt aus neurobiologischer Sicht als kurios. Ich bin selbst ein großer Freund von psychodynamischen Konzepten, aber die Psychoanalyse hat in der Vergangenheit einiges Unheil angerichtet, zum Beispiel bei der Erklärung der

Schizophrenie oder des Autismus und war in manchem eher eine haltlose Rumfantasiererei. Ich bin, wie gesagt, ein großer Bewunderer von Freud – aber selbst große Männer können sich gelegentlich irren.

Bei der klassischen Verhaltenstherapie muss man sehen, dass dysfunktionale Strukturen letztlich nicht gelöscht und »zurechtgebogen«, sondern durch funktionalere Strukturen lediglich überlagert werden. Das ist in der Neurobiologie und inzwischen auch in der Verhaltenstherapie weitgehend akzeptiert. Die kognitive Verhaltenstherapie hat einsehen müssen, dass bei einer erfolgreichen Therapie nichts rein Kognitives zu finden ist, sondern dass es immer auch um eine »emotional-bindungsorientierte« Komponente geht. Übrigens wird dieses Faktum oft deshalb verschwiegen, weil die Krankenkassen ein Bekenntnis zur traditionellen Kognitiven Verhaltenstherapie fordern. Die Therapeuten dieser Schule können sich ja gar nicht hinstellen und sagen, sie machten eine bindungsorientierte psychodynamische Verhaltenstherapie, denn dann verweigern die Kassen die Finanzierung. *Das* ist das Problem, das den Diskurs zutiefst prägt. Neurowissenschaftlich wissen wir vieles besser, was die Wirkung von Psychotherapie betrifft.

HEINZ Wir dürfen bei alldem eins nicht vergessen: Wir Menschen wollen eine Erklärung für das, was wir *erleben*. Das muss mit unseren *Erfahrungen* zu tun haben. Deshalb brauchen wir eine entsprechende *Narration*. Thomas Bock weist immer darauf hin, dass das auch für psychotische Erfahrungen gilt. Auch die müssen ins erlebte Leben eingearbeitet werden. Fachliche Erklärungen, die wir geben, müssen die Erfahrungen der Patientinnen und Patienten beinhalten. Da sind womöglich Konstruktelemente enthalten, die nicht besonders wissenschaftlich untermauert sind, aber doch eben emotional plausibel. Auch das hilft den Menschen. Es gehört irgendwie dazu und man kann das eigentlich auch schlecht standardisieren.

Ich merke immer in der Psychotherapieforschung, dass die eigentlich nur dann gut funktioniert, wenn mit einem Manual gearbeitet wird. Aber die Standardisierung kann so weit gehen, dass der Therapeut während der Therapie überwacht wird durch eine Kamera und ihm auf einem Bildschirm – unsichtbar für den Patienten – angezeigt wird, was er als Nächstes sagen soll, damit er sich auch ja lehrbuchmäßig verhält. Das wäre genau das Gegenteil von allem, was ich von einer guten Psychotherapie erwarte, nämlich dass ich als Patient auf einen Menschen treffe, der auch mit seiner Mitmenschlichkeit reagiert.

ROTH Es gibt inzwischen Untersuchungen, die zeigen, dass die Kognitive Verhaltenstherapie umso erfolgreicher ausfällt, je weniger kognitiv und je mehr bindungsorientiert sie ist. Die therapeutische Allianz macht 30 bis 70 Prozent, manchmal 100 Prozent der Wirkung aus – und wie könnte es anders sein?

Ich merke schon, »Bindung« ist Ihr Lieblingsstichwort. Aber keine Sorge, wir kommen gleich noch auf die Bindung zurück. Können Sie zunächst mit ein paar Sätzen umreißen, über welche neurobiologischen neueren Erkenntnisse Psychotherapeuten denn froh sein sollten?

ROTH Ich war vor zwölf Jahren überhaupt der erste Neurobiologe, der bei den Lindauer Psychotherapiewochen auftrat. Der Titel des Vortrags war mir damals vorgegeben und lautete: »Wie das Gehirn die Seele macht«. Es gab ein eher mäßiges Interesse. Dieses Jahr habe ich eine Vorlesungsreihe gehalten vor fast vierhundert Therapeutinnen und Therapeuten. Thema: »Bedingungen einer erfolgreichen Psychotherapie aus neurobiologischer Sicht«. Die Teilnehmenden waren neugierig und begeistert dafür, weil ich ihnen sagen konnte: »Ich will die Wirkung Ihrer Arbeit gar nicht schmälern, die ist zwar geringer, als Sie oft glauben, aber lassen Sie uns mal sehen, was denn wohl wirkt und, wenn ja, warum.« Ich habe über die therapeutische

Allianz, über das Oxytocin und über das Cortisol gesprochen. Dabei habe ich stets gesagt, dass ich niemandem zu nahe treten möchte in Psychiatrie und Psychotherapie, aber wir als Naturwissenschaftler können dabei helfen, in aller Demut, ein bisschen besser zu verstehen, warum Therapeuten Erfolg haben, wenn sie denn Erfolg haben.

Viele Erkenntnisse aus der Hirnforschung brauchen Therapeuten nicht dezidiert zu wissen, aber sie sollten vielleicht eine Vorstellung davon haben, wie das limbische System auf verschiedenen Ebenen unsere Affekte und auch unser Temperament beeinflusst. Man sollte den Rahmen der Veränderbarkeit *realistisch* abschätzen können. Vulnerabilität und Resilienz sind nicht zuletzt neurobiologisch verankert, gerade wenn sie mit Umwelteinflüssen eng zusammenhängen. Das erklärt vielleicht, warum man bei dem einen Patienten therapeutisch sehr erfolgreich ist, bei einem anderen jedoch nicht. Zu solchen Fragen können wir aus der Hirnforschung einiges beitragen.

Es gibt aufseiten der Psychotherapeuten noch immer die Angst, dass jetzt die Neurobiologen kommen und sie überflüssig machen, ihnen die Jobs wegnehmen. Nein, Neurobiologen sind weder die besseren Lehrer noch die besseren Psychotherapeuten. Man muss das Positive der Zusammenarbeit sehen, niemand muss die neurobiologische Forschung als Bedrohungsszenarium betrachten. Bei uns in den Laboren arbeiten ganz verschiedene Professionen mit: Psychologen genauso wie Physiker. Die wissenschaftliche Herkunft spielt keine so große Rolle mehr. Aber in Psychiatrie und Psychotherapie gibt es noch immer viele Ängste.

Ich habe den Eindruck, in Psychiatrie und Psychotherapie herrschen unentwegt Grabenkämpfe. Jeder weiß es besser und wertet die andere Therapieschule ab, stellt deren Defizite heraus.

Heinz Nein, das finde ich eigentlich nicht.

ROTH Aber zur Neurobiologie schon, oder?

HEINZ Na ja, bei uns hier in der Charité gibt es solche Kämpfe sicher nicht. Insgesamt, klar, gibt es Psychotherapeuten, die die Neurobiologie nervt. Und umgekehrt gibt's welche, die die Psychotherapie für zu simpel halten. Trotzdem kommen doch heute viele Fachleute unterschiedlichster Couleur auch auf Kongressen miteinander ins Gespräch. Ich finde, das ist alles nicht mehr so schlimm.

Aufpassen muss man eher, wie die jeweils anderen Seiten das fremde Wissen weiterverarbeiten. Momentan findet man bei allen möglichen psychischen Störungen heraus, dass die Betroffenen nicht so wahnsinnig gut darin sind, Wahrscheinlichkeiten zu verstehen und das eigene Handeln entsprechend vorher zu überdenken. Das heißt aber eben nicht, dass es immer so großartig ist, wenn wir obsessiv alles durchdenken, denn das kann ja eigene Probleme kreieren.

ROTH Ja, natürlich, manches kann man viel besser intuitiv lösen.

HEINZ Wir müssen mit unseren Modellen aufpassen, dass die nicht zu simpel werden und man nicht hinterher wieder bei drei allzu schlichten und falschen Annahmen landet wie derjenigen, Suchtkranke wären »arm, dumm und gierig«. Da werden dann wieder Fantasien draufprojiziert, die nur falsch und beleidigend sind.

Es gibt aber durchaus gute Beispiele dafür, wie man Grundlagenforschung psychotherapeutisch nutzen kann. Im Suchtbereich hat Johannes Lindenmeyer in »Lieber schlau als blau« die Erkenntnis ernst genommen, dass Sucht etwas mit Gewohnheit zu tun hat. Dann hat er mit Kollegen aus Holland eine Trainingsaufgabe konstruiert, bei der Suchtkranke Bilder zu sehen bekommen, die sie mittels eines Joysticks zu sich ziehen oder von sich wegschieben. Der Aufbau ist so gemacht, dass die Bilder mit Alkoholgetränken entweder meist weggeschoben werden müssen, zum Beispiel weil die in Querformaten gezeigt werden und Querformate immer weggeschoben werden sollen, oder – und das ist die Kontrollbedingung – sie werden gleich oft herangezogen und weggeschoben. Dabei ließ sich zeigen, dass die alkoholkranken Personen eine Tendenz haben, Alkoholbilder auf sich zuzuziehen, für das Wegschieben hingegen brauchen sie viel länger. Also, da findet sich eine kleine Reaktionszeitdifferenz.

Das haben die dann zu einem Training ausgebaut, und das Tolle war nun, dass nur sechs Sitzungen à 10 bis 15 Minuten nötig waren, um tatsächlich die Rückfallraten um 10 Prozent zu verringern. Das mag nach nicht viel klingen, aber das ist etwa so gut wie jedes Medikament, das wir haben. Statt 90 Prozent werden 80 Prozent rückfällig. Das ist doch toll!

Das ist tatsächlich mal eine vernünftige, machbare Übertragung aus biologischer Grundlagenforschung: Ein Rückfall hat etwas mit Gewohnheitsbildung zu tun und mit solchen Annäherungstendenzen, die wahrscheinlich wiederum etwas mit Dopamin zu tun haben. Wenn man das umlernt, dann werden die Leute weniger schnell rückfällig. Solche Ansätze sind zudem auch nicht stigmatisierend, die Leute machen ganz gerne mit, denn vor dem Computer zu sitzen und so etwas zu tun ist sozial akzeptiert.

EMPATHIE UND BINDUNG

»Wir können ein psychisches Problem nicht einfach auf feuernde Neurone reduzieren.«
Gerhard Roth

Wer braucht die Compliance?

Therapeutisch muss man nicht zuletzt mit sehr eigenwilligen bis stark wahnhaften Weltkonstruktionen umgehen können, die auch nur begrenzt zugänglich sind. Thomas Bock, mit dem Sie, Herr Professor Heinz, veröffentlicht haben, sagt, Compliance brauche nicht der Klient, sondern der Therapeut. Der müsse erst mal Einsicht in die Erkrankung des Einzelnen entwickeln.

HEINZ Ja, das ist so. Ich komme an dem Wahn nicht vorbei, wenn der ausgeprägt ist. Ich komme auch bei einem rigiden, ideologisch versierten Menschen nicht daran vorbei, dass er nun mal trotz allem unverrückbar und gegen alle Evidenzen seine Vorstellungen für *richtig* hält. Man muss dennoch da ansetzen, wo etwas geht, wo sich etwas bewegen lässt.

Ich war neulich in eine Beratungsstelle für Stalker-Opfer eingeladen, weil die oft eben auch wahnhafte Personen haben, und war ganz beeindruckt davon, wie die Beraterin arbeitet. Sie sagte: »Na ja, ich stelle deren Erleben gar nicht infrage, sondern ich rede mit denen über ihr Stresslevel. Ich frage, ob das nicht belastend sei, ob sie nicht vielleicht Hilfe bräuchten, ob man über das Hilfebrauchen nicht vielleicht auch mal einen Psychotherapeuten aufsuchen solle, was man tun könne, um besser zu schlafen. Über solche Themen kommt man an den Leidensaspekt heran. Es bringt gar nichts, denen zu erklären, dass das alles bloß eingebildet sei. Das führt nur zu den typischen Konflikten, die wir früher in der Arbeit mit diesen Personen hatten.« Sie hat natürlich recht. Früher kam einer und sagte: »Ich werde verfolgt!« Und wir antworteten: »Nein, Sie haben eine Schizophrenie.« Und dann?

ROTH Aber, Herr Heinz, das ist doch schon bei somatoformen Störungen so. Wenn der Arzt sagt: »Liebe Frau Meier, Sie haben nichts«, die aber trotzdem vor Schmerzen brüllt. Ich habe das bei meiner Mutter erlebt, die schwere somatoforme Störungen hatte, und mein Vater war sogar noch Internist und konnte ihr das alles erklären. Aber das Schlimme ist: Die Leiden sind real. Auch mein Bruder, der ebenfalls Arzt sowie Psychologe ist, hat ihr versucht zu erklären, dass da nichts Körperliches ist, aber das nützte meiner Mutter nichts. Natürlich »haben« diese Menschen etwas, nämlich das psychische Leiden. Da zu sagen, da sei nichts im Rücken und im Magen, ist eben eine auch falsch verstandene Psychologie. Man muss darauf eingehen und den Belastungsaspekt finden. Jeder Psychiater geht heute mit somatoformen Störungen auch so um, dass er das ernst nimmt. Der sagt vielleicht: »Natürlich, die Schmerzen glaube ich Ihnen, jetzt lassen Sie uns aber mal gucken, woher die kommen könnten, womit die zusammenhängen.«

Das ist ein großer Fortschritt. Ich bin ja kein Kliniker, aber ich finde es einen ganz großen Fortschritt, dass man auf der einen Seite Naturwissenschaftler bleibt, auf der anderen Seite aber das Psychische ernst nimmt.

HEINZ Wir haben hier eine Visitenform entwickelt, die unter dem Titel »Weddinger Modell« schon fast kanonisiert ist, da gehört es dazu, dass man eben nicht hinter verschlossenen Türen zuerst sagt, jemand habe eine Schizophrenie, aber sobald der reinkommt ins Behandlungszimmer, sagt: »So, wir hoffen, dass der CIA Sie diese Nacht nicht verfolgt hat.« Nein, wir sagen, was *wir* denken. Und die Patienten hören es und können es kritisieren. Das muss man dann halt austragen. Aber selbstverständlich gibt es auch Patienten, die sofort beleidigt aufstehen, wenn wir sagen: »Aus unserer Sicht haben Sie eine schizophrene Psychose.«

Die Ehrlichkeit muss aber trotzdem sein, finde ich, sonst wissen die nicht, was wir wirklich denken. Allerdings fangen wir trotzdem immer mit dem Beschwerdebild an und mit der Sicht des Patienten, erst danach kommt unsere eigene. Allein das aushalten zu können ist für viele Patienten ein Schritt vorwärts, zumal wir in der psychiatrischen Hilfe andernfalls immer unter Vortäuschung falscher Tatsachen *auf beiden Seiten* arbeiten. Alle tun so, als wäre da kein Konflikt, da ist aber einer, und zwar ein Riesenkonflikt.

Herr Professor Roth, als Hirnforscher sind Sie mit dieser Art Intervention erst mal völlig einverstanden, ja?

ROTH Wir haben inzwischen ein ganz anderes Denken gelernt, dass es nämlich nicht eine einfache und genaue Zuordnung neuronaler Zustände zu den psychiatrischen Krankheitsbildern gibt, wovon man vor zwanzig Jahren ja geträumt hatte. Man dachte, man findet immer den eindeutig zuweisbaren Rezeptor im Gehirn etwa für Depression oder antisoziale Persönlichkeitsstörung – und damit auch ein bestimmtes Gen für einen solchen Rezeptor. Nein, es wird eher immer komplizierter. Ich würde nicht sagen, es wird völlig unübersichtlich, aber ich neige, und zwar als Philosoph, eben eher dazu, zu sagen, dass das Psychische erst mal eine Welt für sich ist. Daneben gibt es noch eine Welt der Hirnforschung. Wir müssen also herausfinden, wie die zusammenhängen, und sehen, ob es da irgendeinen Ordnungszusammenhang gibt. Den scheint es zu geben, wenn der auch immer komplizierter wird.

Wir als Neurobiologen haben ein bestimmtes Wissen und haben Annahmen, die eine Grundlage darstellen, wir wissen aber gleichwohl, dass diese neuronale Basis von der Umwelt genauso verändert wird, wie sie selbst die Umwelt verändert. Früher haben wir beispielsweise von Gen-Umwelt-Interaktionen gesprochen, heute sind wir mit der Epigenetik viel weiter, aber es wird auch komplexer. Wir können ein psychisches Problem nicht einfach auf feuernde Neurone reduzieren. Das würde dem Patienten ja gar nichts helfen.

Mit unserem individuellen Hinsehen auf psychische Beeinträchtigungen ist es nicht so ganz weit her. Neben der Wahrnehmung und dem sprachlichen Ausdruck reduzieren wir noch auf einer anderen Ebene: Die Forschung zu psychischen Erkrankungen findet hauptsächlich in Mitteleuropa und US-Amerika statt. Da werden dann etwa im Rahmen der gängigen Diagnosemanuale wie DSM-5 Generalisierungen vorgenommen und weltweit verbreitet, gleichzeitig sind die zugrunde liegenden Forschungsergebnisse nicht weltweit ermittelt worden, sondern man bleibt in diesem europäischen und US-amerikanischen Kulturkreis stecken. Ist das noch zulässig? Kann man dem eigentlich noch zustimmen, dass die WHO ganz bestimmte Kriterien verbreitet und dass dann auch über DSM und ICD dermaßen stark weltweite Wahrnehmungsmuster etabliert werden?

HEINZ Wenn man mit der Komplexitätsreduktion anfängt, dann sind diese großen Krankheitskataloge natürlich schwierig. Da stecken dennoch schon Kompromisse drin, zum Beispiel was die Neurasthenie und die »Erschöpfungssyndrome« betrifft, denn die kommen derzeit eher aus China, weil die, habe ich mir erzählen lassen, eine Depression oft weniger als Emotion, sondern klassisch als eine körperliche Erschöpfung beschreiben. Also eher als Neurasthenie. Diese Kategorie gilt eigentlich in Europa als veraltet, ist aber in der ICD geblieben, weil die chinesischen Psychiater finden, dass das für sie eine wichtige Kategorie ist. Das heißt, die Kataloge sind nicht völlig unbeeinflusst von anderen Teilen der Welt, zumindest die ICD nicht. Das DSM wird nur in Amerika gemacht, stimmt.

Natürlich gibt es die anderen Beispiele: Die multiple Persönlichkeitsstörung kam ganz stark als kulturgebundenes Symptom aus den USA und wurde oft als Folge satanischer Missbrauchsrituale in der frühen Kindheit verstanden, die die Betroffenen erst unter Hypnose erinnern könnten. Da kreuzten sich Ängste, religiöse Überzeugungen und reale Missbrauchserfahrungen. Es gibt interessante Untersuchungen, die nachzeichnen, wie das nach Indien einsickert. Leute waren plötzlich nicht mehr von einem Geist besessen, sondern waren »multiple« Persönlichkeiten. Ja, solche kulturellen Wandlungen gibt es.

In einem gewissen Kernbereich gibt es aber auch viele Übereinstimmungen: Demenzen zum Beispiel sind weltweit relativ klar diagnostizierbar. Warum? Weil es eigentlich wenig Widerspruch gibt, dass das Gedächtnis eine wichtige Funktion für die psychische Gesundheit hat, und wir uns dann relativ leicht darauf einigen können, wie das zu messen ist. Unabhängig vom Einzelfall haben wir Menschen verstanden, wie das Gedächtnis biologisch funktioniert, wir können es weltweit testen, das ist alles einigermaßen standardisiert. Delirien sind weltweit ebenfalls unstrittig, also dass ein Mensch wach und orientiert sein sollte und auch verstehen sollte, was gesprochen wird. Auch das können wir weltweit anwenden.

Aber schon wenn wir in die großen klassischen psychiatrischen Krankheitsbilder gehen, die in den Krankenhäusern eine große Rolle spielen, also schizophrene Psychosen oder manisch-depressive Erkrankungen, da wird es schwieriger, denn da geht es um komplexere Sachverhalte, beispielsweise ob ich mir meine eigenen Gedanken zurechne oder sie als von außen gesteuert betrachte. Höre ich meine Gedanken als Stimmen wie von außen oder gehe ich davon aus, dass das ein Teil meines inneren »Polylogs« ist? Halte ich meinen Körper für fremdgesteuert, wie eine Maschine? Die Antworten könnten stark variieren.

Trotzdem: Ich habe mal in Mali und in Afghanistan untersucht, wie unterschiedlich psychotische Erfahrungen ausfallen, und war sogar enttäuscht darüber, wie ähnlich das doch war. Da sagt ein deutscher Patient vielleicht: »Ich habe fremde Gedanken im Kopf, die schießt der Nachbar mit der Strahlenkanone da rein.« In Mali sagt der Patient: »Ich habe fremde Gedanken im Kopf, die speisen die Hexen aus meinem Bauch irgendwie in meinen Kopf ein.« Das mag vielleicht noch daran liegen, dass inzwischen weltweit alle fernsehen. Vor dreißig Jahren hat man das vielleicht anders ausgedrückt. Dass sich psychotische Weltbilder immer auch kulturell ausformen, ist ja an älteren Fall-beispielen noch studierbar.

Es gibt eine sehr interessante Untersuchung aus den Fünf-zigern aus Afrika. Darin hat der nigerianische Psychiater Tho-mas Lambo beschrieben, dass Leute, die westlich sozialisiert waren, diese ganzen »Ich-Störungen« hatten, dass aber Per-sonen, die traditionell sozialisiert worden waren, in der Psy-chose eher »verwirrt« waren. Ich hatte mal ein ganz spannen-des Gespräch mit dem Anthropologen Roland Littlewood, der sagte, dieses Reflektieren auf unsere individuellen Gedanken sei ganz tief aus christlichen Selbstbefragungen und Selbstquäl-praktiken heraus entstanden: Ist dieser Gedanke von Gott oder kommt er von mir? Ab dem Augenblick, ab dem dieses Phäno-men in der Bevölkerung durch Bet- und pietistische Übungen hinreichend im Alltag verankert ist, taucht das um 1800, und zwar wohl zuerst in England, als psychotisches Phänomen auf. Nun sind die Menschen in Mali überwiegend Muslime, aber vielleicht sickert das in den letzten Jahrzehnten trotzdem da rein, ich weiß es nicht.

ROTH All die psychiatrischen Phänomene, von denen wir reden, sind ja relativ neu, sie sind erst im 19. Jahrhundert oder noch später beschrieben worden. Vorher wäre niemand auf die Idee gekommen, überhaupt über das Ich als Instanz zu sprechen, bis René Descartes damit anfing. Bis dahin hätten die Menschen in Westeuropa und sonstwo mit einer »Ich-Zentriertheit« gar nichts anfangen können. Die hätten uns gefragt, worüber wir reden und was das sein soll. Wenn diese Menschen eigenartige Gedanken hatten, dann kamen die ja nicht von ihnen selbst, sondern vom lieben Gott, schlimmstenfalls vom Teufel.

In der Ethnologie gibt es schon seit fünfzig Jahren die These, dass Gefühle verbal-kommunikativ konstruiert werden: Wofür es keine Worte gibt, dafür gibt es auch keine Gefühle. Ameri-kanische Anthropologen haben mal behauptet, Verliebtsein sei ein typisch westliches Phänomen, Afrikaner zum Beispiel hätten das so gar nicht. Anscheinend ist das auch so: Wenn man in bestimmten Kulturen die jungen Männer fragt, wie sie das nennen, was sie umtreibt, wenn sie ein Mädchen kennenlernen wollen, dann bezeichnen sie das mit der Krankheit XY, was dort als ein Anfallsleiden gilt. Die Symptome sind dieselben, nur das Wort ist ein anderes.

Und die dahintersteckende Konstruktion ist auch eine andere.

ROTH Ja, aber die Symptome sind dieselben, nur ist es eben dort ein »Anfall«. Ist die Liebe anfangs nicht auch einem Anfall sehr ähnlich? Kollegen von mir, die später die Operationalisierte Psychodynamische Diagnostik entwickelt haben, sind vor einigen Jahren nach China gegangen und haben ihr Modell dort vorgestellt. Die offiziellen chinesischen Vertreter sagten, eine solche Diagnostik sei unbrauchbar, bei ihnen gebe es weder Depressionen noch Schizophrenien. Inzwischen ist die OPD international und auch in China sehr erfolgreich. Heißt das nicht, dass da etwas war, das aber nicht benannt wurde und auch nicht benannt werden durfte? Psychische Erkrankungen waren im Kommunismus nicht vorgesehen, sie galten als Ausdruck der westlichen Lebensform. Wenn man eine Zeit lang wartet und der Austausch beginnt, dann sind plötzlich auch diese Störungen da.

Mit den Suizidraten ist es sehr ähnlich. Gerade diktatorisch geführte Länder verschweigen so etwas oft. Das war auch in der DDR so.

Ja, auch unter katholischen Menschen wurden Suizide ja gerne verschwiegen. Nicht umsonst sagen wir ja bis heute »Selbstmorde«.

ROTH Jedenfalls kam plötzlich heraus, dass die Suizidrate in China genauso hoch ist wie bei uns. Dann werden auch dort Fragen gestellt: Warum bringen sich Leute um? Plötzlich sieht man:

Die bringen sich aus ziemlich denselben Gründen um wie hierzulande auch.

HEINZ Vielleicht muss man noch eins sagen zu der Frage der Krankheitsklassifikation und der Neurobiologie. Da sind tatsächlich zwei Ebenen: Einerseits sind unsere Krankheitskriterien klinisch plausibel, also: Ist jemand wach, ist er orientiert, rechnet er sich seine eigenen gedanklichen Produktionen zu, kann er affektiv schwingen, ist er also mal traurig, kann aber auch mal fröhlich sein? Das ist klinisch anwendbar. Das ist so, wie wenn ich als Neurologe schaue, ob jemand eine Spastik hat oder nicht. Oder: Sind die Reflexe gesteigert, ist der Tonus gesteigert, kann die Bewegung durchgeführt werden oder hat jemand eine Lähmung? Das sind möglichst einfache Symptomkonstellationen. Es geht um Ja oder Nein. Fragen wir aber Physiologen, dann sagen die sofort: Nein, das ist alles viel, viel komplizierter, sogar die Spastik entsteht nicht einfach als Störung einer einzigen Bahn, der Pyramidenbahn. Klinisch allerdings ist dieses vereinfachte Vorgehen zunächst hoch relevant. Wir müssen sofort herausfinden, ob jemand einen Schlaganfall hat oder nicht.

So ähnlich sehe ich die Symptome psychischer Beeinträchtigungen, auch wenn die eben biologisch kompliziert sind. Nehmen wir »Orientierung«, die ist neurobiologisch verflixt kompliziert, denn da spielt das Gedächtnis rein, die räumliche Orientierung und die Versprachlichung, wenn wir den Betroffenen fragen, wo er ist und welchen Tag wir haben. Das ist im Zentralen Nervensystem hoch kompliziert organisiert. Klinisch ist das aber ganz einfach abrufbar. Oder nehmen wir die Gedankeneingebung oder die Fremdbeeinflussung, auch deren biologischen Korrelate sind komplex. Zunehmend lässt sich aber auch belegen, was man früher nur ahnte, worauf aber so mancher psychiatrisch Tätige schon hingewiesen hat, dass es nämlich viele Menschen mit Psychosen gibt, die schreckliche Missbräuche erlebt haben. Es gibt hohe Psychoseraten unter denen, die einer sichtbaren Minderheit angehören. Als Jamaikaner in

London oder als Marokkaner in Den Haag zu leben bedeutet, ein fünfmal höheres Psychoserisiko zu haben, insbesondere wenn sie in Stadtteilen leben, in denen es fast keine Leute ihrer Hautfarbe gibt, und sie das Gefühl haben, ausgegrenzt und verfolgt zu sein. Und in der Tat findet das ja auch statt, dass man die offenbare und real erlebte Verfolgung mit der befürchteten vermengt und in eine psychotische Dekompensation gerät. Diese sozialen Faktoren komplizieren das Ganze natürlich sehr.

Es wird vermutlich zudem Leute geben, bei denen schnell – vielleicht auch biologisch bedingt – irgendwelche Signale »verrauschen« und die schon früh im Leben immer ein bisschen »überkonstruieren«, um in der Welt klarzukommen. Und das heißt, dieselben Phänomene wie etwa Stimmenhören oder sich allseits bedroht zu fühlen oder das Gefühl, der eigene Körper werde fremdbeeinflusst, können unter Umständen aus ganz unterschiedlichen Pathways und aus ganz unterschiedlicher Neurobiologie resultieren.

Deswegen ist ja die große Frage, wie bekommen wir in der Neurobiologie die Komplexitätsreduktion hin in den jeweiligen Forschungsansätzen, ohne den Menschen gar nicht mehr gerecht zu werden. Das National Institutes of Health der USA hat gesagt, wir sollten von diesen blöden Krankheiten weg- und hin zu den basalen Mechanismen kommen. Das ist ja erst mal nicht falsch. Nur, welche sind das?

ROTH Eben!

HEINZ Ich persönlich beispielsweise liebe es, mir die Lernmechanismen anzusehen, weil jemand möglicherweise etwas ganz Bestimmtes nicht gelernt hat und deshalb systematisch an bestimmten Stellen »falsch« reagiert. Wer das A nicht in seinem Alphabet hat, kann nur ohne A schreiben. So ähnlich kann man sich die Bedeutung basaler Lernmechanismen vorstellen. Sind einzelne verändert, ist das so, als wäre systematisch ein Buchstabe durch einen anderen ersetzt. Und wenn wir systematisch etwas anderes lernen, reagieren wir entsprechend. Aber andere

Experten halten von den Lernmechanismen nicht so viel und sagen, es ginge um Ruheaktivität im Gehirn, denn diese konstituiert den Selbstbezug, und wenn die verändert ist, dann haben wir da den entscheidenden Schlüssel in der Hand. Vielleicht gibt es eben nicht nur eine einzige richtige Komplexitätsreduktion, sondern immer gilt: Wie wir reinleuchten in diesen Urwald, so sehen wir etwas und können bestimmte Sachen erklären und andere nicht. Das wäre letztlich auch nicht so schlimm, wir dürfen nur keinen Grabenkrieg daraus machen, sondern müssen möglichst viele Aspekte zusammentragen.

Ich würde gerne über Resilienz reden. Herr Professor Roth, Sie haben Resilienz auch auf einer neurobiologische Ebene beschrieben. Resilienz hat also nicht nur etwas mit frühen Erfahrungen in der Familie zu tun. Wie wichtig ist die neuronale Verankerung denn?

ROTH Bei Resilienz gibt es verschiedene Faktoren, die uns »widerstandsfähig« machen. Zunächst muss man über die richtigen regulatorischen Abschnitte auf den Genen verfügen, die für psychische Gesundheit zuständig sind. Da gibt es zum Beispiel »lange«, vollständige sowie »kurze«, unvollständige Varianten – sogenannte Gen-Polymorphismen, die uns sowohl psychisch robust machen, die langen nämlich, als auch anfällig, die kurzen. Letztere beeinträchtigen das Vorhandensein bestimmter Neuromodulatoren oder Neurohormone. Hinzu kommt, ob man als Fötus möglichst eine normale, nicht traumatisierende Schwangerschaft sowie nach der Geburt eine sichere frühe Bindung erlebt hat. Das sind die bekannten Resilienzfaktoren. All dies stärkt im Gehirn vornehmlich das Stressverarbeitungs- und das Selbstberuhigungssystem. Wenn allerdings einer dieser Faktoren deutlich negativ ist, dann ist die Gefahr erhöht, in eine psychische Irritation zu kommen, und bei zwei und mehr Einflussfaktoren gilt das umso mehr. Das erklärt zumindest teilweise, warum ein junger Mensch, der eigentlich aus einem guten Elternhaus kommt, trotzdem auf die »schiefe Bahn« gelangt, weil die genannten Faktoren nicht in einer guten Balance standen. Umgekehrt kann das Zusammenwirken positiver Faktoren wie einer guten genetisch-epigenetischen Ausstattung und einer unproblematischen Schwangerschaft die Risiken einer, von außen betrachtet, desolaten Familiensituation kompensieren.

Bei alldem muss man aber sagen, dass das korrelativ-statistische Aussagen sind. Man muss bei solchen Aussagen immer prüfen, ob die werdende Mutter schon vor der Schwangerschaft traumatisiert war oder wie viele funktionale oder dysfunktionale Gen-Polymorphismen im Stressverarbeitungs- und Selbstberuhigungssystem existierten oder ob eine frühkindliche Bindungsstörung vorliegt. Dennoch: Das ist alles »Pi mal Daumen« und liegt auf dem Niveau von 10 oder 15 Prozent der Aufklärung der Varianz. Aber wir müssen zu solchen Aussagen kommen, weil wir sonst nicht erklären können, warum es diese großen Unterschiede gibt: Warum wird der eine ein »normaler« Mensch mit einem unauffälligen Lebensverlauf und der andere trotz solider Familienverhältnisse zum Beispiel ein Gewalttäter. Auf der Grundlage von Störungen psychisch relevanter Hirnprozesse zu beschreiben, das ist noch eine ganz große Herausforderung. Wir stehen noch ganz am Anfang, aber es muss so etwas wie die neurobiologische Grundlage von Resilienz und Vulnerabilität geben. Vieles wird man allerdings vermutlich immer nur retrospektiv nachzeichnen können, nicht prospektiv.

HEINZ Das ist ja so eine der Schwierigkeiten. Wir haben dopaminerge Mechanismen bei Alkoholabhängigen untersucht und hatten den Eindruck, dass es Leute gibt, die sich nach einer Entgiftung sehr rasch erholen bezüglich der dopaminergen Veränderung, die während des chronischen Alkoholkonsums auftritt, und andere erholen sich nur langsam. Methodisch war die Studie ziemlich vorsintflutlich, aber das war nicht anders möglich. Wir haben Apomorphin gegeben, um damit Dopamin-D1- und -D2-Rezeptoren zu stimulieren, und dann ein Hormon gemessen, das im Gehirn über D2-Rezeptoren und über den Hypothalamus ausgeschüttet wird. Das ist methodisch nicht so toll, besser wäre es natürlich, wir würden die Rezeptoren in vivo messen und das mehrfach hintereinander: Mit PET kommen wir an die Strahlenbelastungsgrenze, mit der funktionellen Kernspinresonanztomografie kann man nur indirekt die neurale Aktivierung messen, und es wird zu teuer und die Leute müssen sehr lange still liegen und so weiter. Also, aus all diesen Gründen gibt es wenig eng getaktete und gute Längsschnittuntersuchungen.

Bei diesen ersten Untersuchungen fiel auf, dass sich einige Alkoholabhängige offenbar sehr schnell erholen und bereits innerhalb von 24 Stunden eine normalisierte dopaminerge Neurotransmitterleistung aufweisen, also offenbar resilient waren. Andere erholen sich nur sehr langsam. Diejenigen, die sich langsamer erholten, waren statistisch häufiger rückfällig. Das war kein Eins-zu-eins-Verhältnis im Sinne von »Dein Gehirn, dein Schicksal«, aber es war auffällig. Und das verzögerte Erholen korrelierte mit der Trinkmenge über die Jahre. Wer lange viel getrunken hat, bei dem erholt sich das System langsamer, also existiert eine chronische Schädigung – wenngleich auch das nicht linear eins zu eins. Es muss irgendetwas geben, was das eine System resistenter oder resilienter oder aber das andere vulnerabler macht.

Wie viel das erklärt, darüber kann man sich lange streiten, denn Korrelation ist nicht Kausalität. Ebenso kann man sich fragen: Wenn sich doch alle innerhalb einer Woche erholen, warum werden die einen dann drei Monate später rückfällig, die anderen nicht oder aber viel später? Vielleicht sind da noch ganz andere Dinge am Werk, aber ich glaube, dass die Plastizität, mit der sich ein Mensch von belastenden Veränderungen erholt, doch ein Stück weit biologisch festgelegt ist.

Was nicht mit dem Rückfallrisiko korrelierte, war, ob die Menschen verheiratet waren oder nicht, ob sie arbeitslos waren oder nicht, wie viel sie im Beruf verdienten und was man sonst noch an sozialen Faktoren erfasst. Das heißt nicht, dass die keine Rolle spielen, aber es gibt eben doch auch die Biologie.

Welches sind die Resilienzfaktoren im Lebensvollzug – und bei dieser Frage sollten wir vielleicht auch mal an die psychotischen Beeinträchtigungen denken.

ROTH Ich weiß darüber kaum etwas.

HEINZ Was inzwischen gut untersucht ist, das betrifft die Recovery fördernden Prozesse, also die soziale Einbindung der psychotischen Menschen, dass und ob sie ein eigenes Erklärungsmodell haben, ihre soziale Anerkennung und überhaupt die Möglichkeit, über psychotische Erfahrungsweisen reden zu können. Gut untersucht sind Copingmechanismen: Wie viel Verhaltensflexibilität hat jemand im Umgang mit Problemen, also ob jemand eben nicht nur über eine einzige Problemlösungsstrategie verfügt. Ich persönlich glaube, dass auch eine gewisse Empathiefähigkeit eine Rolle spielt. Wie weit kann ich mich in einen anderen Menschen hineinversetzen, wie weit lasse ich das zu? Da spielen Rigidität und Normvorstellungen eine Rolle, aber auch Selbstwirksamkeitserwartungen: Wie effizient habe ich mich bisher im Leben erlebt, fühle ich mich als jemand, der Kontrolle über sein Leben hat oder nicht?

Es gibt manchmal Psychotiker mit für uns völlig unverständlichen Wahngestaltungen, aber diese Wahnkonstruktionen bieten für sie irgendeine Handlungsmöglichkeit, sodass es denen unter Umständen besser geht, wenn sie diesen Erklärungen folgen können. Ich kenne eine Frau, die ich gelegentlich als Beraterin hinzuziehe, die hat für sich befunden, dass ihre Psychose durch anthroposophische Medizin mittels Schwermetallen behandelbar ist. Das glaube ich nun nicht, aber ihr hilft es. Homöopathie müsste ja dann am besten wirken, wenn ein Medikament sehr stark verdünnt ist – sagen wenigstens die Homöopathen. Mein Lieblingsargument gegen die Homöopathie sind die Menschen, die jährlich Zyankali in hoch verdünnten, angeblich besonders wirksamen Dosierungen einnehmen, um zu zeigen, dass das nicht wirkt. Bisher haben auch alle überlebt.

ROTH Ein einziges Molekül im Weltall.

HEINZ Genau. Wäre diese Frau nun meine Patientin, würde es weder ihr noch mir etwas bringen, darüber zu streiten, ob da etwas dran sein kann. Da wird dann oft gestritten, ob Homöopathie wissenschaftlicher Unfug ist oder die anthroposophische Medizin nichts als ein verhunzter Buddhismus – aber was soll das? Ihr hilft es, weil das ein Teil ihres Weltbildes ist, also ist das okay. Eine Riesenrolle spielt doch schon, wie wir mit solchen Weltbildern umgehen. Auch dabei geht es um Beziehungen und um soziale Stützung und ob es gerade im Job läuft und, und, und – da spielen tausend soziale Faktoren rein.

Wir bestätigen also abermals, dass auch für die neuronale Stabilität einer Person die soziale Bindung ein ungeheuer wichtiges Element ist. Vorhin fiel mal die Bemerkung, dass das sogar zu 100 Prozent die Wirkung einer Psychotherapie sein könne.

ROTH Ja, und zwar in Form der sogenannten therapeutischen Allianz. Alles Mögliche kann also bei *manchen* Menschen unter *bestimmten* Umständen wirken, nämlich dann, wenn der Therapeut fest von sich und seinen Methoden überzeugt und wenn der Patient felsenfest vom Therapeuten und dessen Methode überzeugt ist. Das jeweilige Behandlungsmodell sollte möglichst viel erklären können und gleichzeitig hinreichend stark genug sein gegen Kritik. Auch hilft es, wenn die Behandlung an einem möglichst besonderen »Ort der Heilung« passiert, also in einem Therapiezimmer oder in einer Klinik, also mit einer besonderen Aura.

Der Glaube an die Wirkung ist auch im Bereich der Psychopharmaka oder der Schmerzmittel ein wichtiger Faktor. Man schätzt bei alldem eine Wirkung der »therapeutischen Allianz« zwischen 30 und 70 Prozent. Wir können diese rein sozialemotionale Wirkung inzwischen auch ganz gut erklären, zum Beispiel, dass über eine erhöhte Ausschüttung des Bindungshormons Oxytocin und von endogenen Opioiden der Cortisolspiegel gesenkt und der von Serotonin erhöht wird. Was früher als Placebowirkung abgetan wurde, liegt als Effekt der Bindung

also nicht mehr völlig außerhalb der Erklärungskraft der Naturwissenschaften. Und diese Funktionsweisen im Gehirn sind biologisch extrem wichtig. Wer diese Zusammenhänge leugnen und
stattdessen behaupten würde, es gäbe kein biologisches Substrat
der Bindung, der lässt außer Acht, dass wir als Säugetiere rein
biologisch schon bindungsorientierte Wesen sind. Das Säugen
und Stillen erfordert Bindung, und diese Bindungserfahrung
macht die Säugetiere überhaupt erst fähig, im Erwachsenenalter
mütterliche und väterliche Fürsorge zu zeigen.

MENSCHLICHES HELFEN

»*Finanzierungssysteme und therapeutischer Sinn liegen nicht immer auf einer Linie.*«
Andreas Heinz

Einflüsterungen

Sollten Psychotherapeutinnen und -therapeuten ganz entschieden in die Beziehungsgestaltung »investieren« und weniger in »Techniken« und Manualisierungen?

HEINZ Ich selbst komme aus der Gesprächspsychotherapie. In diesem Ansatz ist schon ganz früh gesagt worden, dass es um die Therapeutenvariablen ginge, um das empathische Mitschwingen und um die Ehrlichkeit in der Begegnung. Das heißt aber natürlich auch, dass wir hart an uns selbst arbeiten müssen, damit wir rauskommen aus unseren Vorurteilen und den anderen auch »ertragen« können mit all seinen Schrägheiten. Darauf fußend geht es um verbalisierte Emotionen, nicht so sehr um Kognitionen. Die Verbalisierung spielt eben eine große Rolle und die Technik der Gesprächspsychotherapie nach Carl Rogers.

Ich möchte das Beispiel einer psychotischen Patientin erzählen: Sie war im Studium gescheitert, was sie furchtbar gekränkt hatte, und musste nun mit Anfang dreißig eine Sekretärinnenausbildung machen, wobei sie diese »geschniegelten Sekretärinnen« mit Anfang zwanzig, wie sie sagte, ganz schrecklich empfand. Das Beispiel ist zwanzig Jahre her, das muss ich dazusagen. Damals waren Nagellack und »Sich-Aufmotzen« in manchen Milieus ja ein No-Go. Sie trug also dicke Wollpullis, die sie wie Panzerungen von oben bis unten einschlossen, und nahm dann aufgrund der Neuroleptika auch noch kräftig an Gewicht zu. Jetzt entstand eine Ambivalenz: »Soll ich mit dem Job aufhören oder nicht?«

Nun, der Arzt in mir wollte immer sagen: »Um Gottes willen, hören Sie nicht mit dieser Ausbildung auf, denn dann sind Sie wieder arbeitslos.« Aber das wusste sie natürlich auch selbst. Dann fuhr sie zu ihren Eltern und wollte mit ihnen darüber sprechen, was ich gut fand, aber sie meinte: »Meine Mutter frisst mich auf.« Das alles ging über das Metaphorische hinaus, es war sicher leicht psychotisch, aber sie hat sich im wahrsten Sinn des Wortes von der Mutter »ausgesaugt« gefühlt. In der Gesprächsführung mit solchen Menschen müssen wir das aushalten. Wir müssen da einfach sitzen und das aushalten und dürfen unsererseits zu nichts raten. Und genau das ist, glaube ich, auf Dauer für psychotische und andere Menschen gut. Da sitzt jemand und der findet mich mit meinem ganzen Chaos nicht schrecklich, sondern erträgt es – und so kann ich meine Widersprüche selbst akzeptieren und eine Lösung finden.

Nach einem Jahr hat sie ihre dicken Pullover weggelassen, hatte einen Freund gefunden und schloss auch die Ausbildung ab. Das war, als wäre etwas von ihr abgefallen. Mag ja sein, dass man das auch direktiv und mit einem verhaltenstherapeutischen Programm hinbekommen hätte, aber ich halte mehr von dieser Gesprächsführung und sehe die auch als den Kern der psychodynamischen Therapie an. Jedenfalls bei schwereren psychischen Erkrankungen halte ich viel von diesem Vorgehen. Das ist konzeptuell schwer formulierbar, und die Gesprächspsychotherapie gehört nach wie vor nicht zu den Regeltherapien, das heißt, sie wird von den Krankenkassen auch nicht erstattet; will man das, muss man das Ganze mit einem psychodynamischen Überbau versehen und sagen, wir säßen an der Lösung eines unterbewussten Konflikts, und dürfen eben nicht schreiben, wir hielten den Patienten jetzt einfach mal aus.

Aber, Herr Professor Heinz, an Sie als Leiter einer Psychiatrie: Bieten wir für ein »begleitendes Aushalten« denn eigentlich die richtigen Räume und bieten wir dafür das richtige Finanzierungssystem? Sie haben das Problem gerade durchblicken lassen.

Heinz Wir haben jetzt mit den neuen Gesetzen zur Vergütung die Riesenchance, noch mal einen Schritt voranzukommen, indem wir sagen, wir können stationsersetzend arbeiten. Viele Patienten würden davon profitieren, wenn sie nicht ins Krankenhaus müssten, sondern das Team des Krankenhauses zu ihnen nach Hause kommt. Das ist dann natürlich nicht dieselbe Frequenz in der Begegnung, denn wir bekommen lediglich zweimal oder dreimal in der Woche eine Einzeltherapie gegenfinanziert. Dann kommen aber viele schon mal nicht auf eine im Zweifelsfall überfüllte Station.

Wir verfügen zudem über eine Soteria-Station mit maximal zehn Patienten, die ist aber am Rande des finanziell Möglichen, weil das teuer ist, relativ gesehen. Wir schaffen das aber aus den normalen Einnahmen, wenn auch mit einem bisschen Geschiebe. Dort gibt es einen großen Aufenthaltsraum, und alles ist eher wie eine Wohngemeinschaft gestaltet, denn je größer, je lauter, je akuter die Stationen sind, desto schlechter ist das natürlich für einen Patienten mit einer Psychose, der eigentlich eine Reizabschirmung braucht.

Insgesamt muss man aber für die psychiatrische Versorgung in Deutschland sagen, dass unser System im weltweiten Vergleich nicht ganz schlecht ausgestattet ist. Wir müssen alle versuchen, die Stationstüren offen zu halten, damit die Leute sich nicht eingesperrt fühlen, auch wenn es oft genug nicht geht, weil jemand doch zu fremd- oder selbstaggressiv ist oder wir keine Sitzwache für die Tür organisiert bekommen, weil die zur Verfügung stehenden Personen gerade ausgebucht sind. Das hängt gar nicht so sehr an finanziellen Gründen, sondern man braucht auch das entsprechend qualifizierte Personal.

Was wir an der Charité noch machen können, ist, mit ein paar Modellverträgen zu den Betroffenen nach Hause zu gehen. Das ist ganz sicher wichtig, und das würde eigentlich eine solide Budgetsteuerung auch hergeben. Vor Kurzem bestand noch die Gefahr, dass das ganze Finanzierungssystem wie in der Somatik über DRG-Pauschalen kontrolliert wird, wo die ganze Zeit standardisierte Programme abrollen, wie in der Rehabilitationsklinik, aber das klappt nur bei den Gesündesten. Je gesünder ich bin, desto häufiger kann ich am Tag in Gruppen gehen, und jede Gruppe wird registriert, und jede Registrierung gibt dann Geld von der Kasse, weil ich die Gruppe durchgeführt habe. Wenn ich aber schwer manisch erkrankt bin und dreißig verschiedene Therapeuten am Tag jeweils ganz kurz, aber heftig anspreche, dann ergibt das keinen einzigen abrechenbaren Kontakt, also kriegen wir dann bei denen am wenigsten Geld. Und die relativ Gesunden bringen am meisten. Das ist jetzt halbwegs abgewendet, aber noch nicht gewonnen.

Lange Rede, kurzer Sinn: Finanzierungssysteme und therapeutischer Sinn liegen nicht immer auf einer Linie.

Heißt das, dass es noch weiter in Richtung ambulante Hilfen und Home Treatment gehen muss?

Heinz Ja.

Ich konstruiere eine Fallsituation: Ich bin niedergelassener Psychotherapeut, es ist Freitagnachmittag und ich habe einen suizidalen Patienten, der mir gerade zu verstehen gegeben hat, er wisse nicht genau, ob er das Wochenende lebend überstehe. Ich bin mir noch nicht sicher, ob ich den zwangseinweisen muss oder nicht, ich weiß aber, dass ich jetzt auf jeden Fall einen Antisuizidpakt brauche. Sie beide dürfen jetzt diesem niedergelassenen Psychotherapeuten etwas einflüstern, worauf er bei seiner Intervention unbedingt achten sollte.

Heinz Man muss natürlich erst einmal sehen, was mit diesem Menschen los ist. Hat der eine Psychose und fühlt sich verfolgt und kann gar nicht einschätzen, was um ihn herum los ist, sodass er etwa das Verfolgtwerden nicht mehr aushält? Kann ich mich darüber mit ihm nicht verständigen und keine verlässlichen Absprachen treffen, dann – so unangenehm das ist – muss man die Polizei oder den Sozialpsychiatrischen Dienst anrufen, um ihn tatsächlich einweisen zu lassen. Wir werden diesem Menschen auch nicht gerecht, wenn wir das nicht tun, denn der ist in akuter Lebensgefahr.

Haben wir jemanden vor uns, zu dem wir einen »Draht« haben und bei dem wir das Gefühl haben, dass wir zu dem durchdringen, dann können wir so einen Antisuizidpakt versuchen. Es kommt dabei gar nicht auf den »Pakt« als solchen an, denn wenn ich suizidal bin, kann ich ja jedem versprechen, ich brächte mich nicht um, denn nachher, wenn ich mich umgebracht habe und tot bin, ist doch jede Absprache, die ich je in meinem Leben getroffen habe, ziemlich egal.

Der Effekt von so einem Pakt ist, dass der Therapeut sich menschlich ganz weit öffnet und sagt: »Ich mache mir Sorgen um Sie.« Ich muss als Therapeut in dem Augenblick durch die ganze Panzerung der Enttäuschung und Wut eines Menschen dringen, der sich etwas antun möchte und damit auch der Welt zeigen will, dass es so nicht weitergeht. Das ist ja auch ein *Signal*. Diese suizidale Person muss merken, dass da jemand ist, der sich ernsthaft Sorgen um sie macht. Und dem zuliebe tut sie das dann vielleicht erst mal nicht, zumindest bis zum nächsten Kontakt, der wieder ein ganz intensiver zwischenmenschlicher Kontakt sein muss.

Das ist ein schwieriger Schritt, und der kann auch schiefgehen. Wir haben keine hundertprozentige Garantie. Wir können den aber auch einweisen, und der schafft es doch irgendwo, sich aufzuhängen oder sich sonst was anzutun – letztendlich ist alles wieder *Beziehung*.

Roth Ich hab das sogar zweimal erlebt als Doktorvater. Einmal brach bei einem Doktoranden eine Psychose aus. Ich war zu Hause, wurde angerufen und eilte in die Universität. Dort traf ich den Doktoranden. Er redete ziemlich wirr, beschuldigte uns alle lehrbuchhaft des Komplotts gegen ihn und ich war schließlich völlig verzweifelt. Dann habe ich einen befreundeten Psychiater in der Klinik angerufen und ihn gefragt, was ich tun solle und könne, und der hat mir gesagt: Solange der sich oder andere nicht umzubringen versucht oder erheblichen sonstigen Schaden anrichtet, kannst du gar nichts tun. Rede mit dem, bleib mit ihm im Gespräch. Das habe ich dann am selben Tag auch noch mal getan. Am darauffolgenden Tag ist er vom vierten in den dritten Stock des Gebäudes gegangen und ist runtergesprungen. Er hat überlebt, ist aber schwer verletzt gewesen. Da hat zumindest mein Reden nichts genützt. Ich weiß auch nicht, was ein Psychotherapeut hätte tun können, wahrscheinlich viel mehr als ich. Ich habe mich jedenfalls sehr ohnmächtig gefühlt.

Der berühmte österreichisch-amerikanische Psychiater Otto Kernberg war vor einigen Jahren bei mir zu Besuch, als er einen Anruf einer Patientin aus New York erhielt, wo er selbst lebt. Sie wollte sich umbringen. Kernberg hat lange mit ihr gesprochen, anschließend sah er mich an und meinte: »Was soll ich jetzt tun? Ich bin in Bremen und die ist in New York. Wenn sie es jetzt nicht macht, dann macht sie es vielleicht in vier Wochen.« Ich habe seine ganze Verzweiflung gesehen. Aber vielleicht, wenn er neben ihr gesessen hätte, hätte er etwas tun können, wahrscheinlich sogar. Ich weiß aber nicht, wie die Geschichte ausgegangen ist.

HEINZ Wie gesagt, man muss irgendwie durchdringen zu dem Menschen. Viele Psychotherapeuten können das ja auch gut, wenn sie lange an sich und mit anderen gearbeitet haben, aber irgendeine Garantie gibt es nicht.

Der Antisuizidpakt ist nicht als Versprechen wichtig, sondern als Initiator dafür, dass ich den anderen erreiche, dass ich mir Sorgen mache und dass er diese Zuwendung spürt, schätzt und für sich für wichtig hält. Das ist sogar ein Stück auch »Mitleid« mit dem Therapeuten, wenn ein Patient sich dann nicht umbringt und den Pakt einhält, oder vielleicht besser: Mitgefühl. »Ich will dem das jetzt nicht antun.«

Früher waren die Türen in der Psychiatrie immer geschlossen und wir haben das Besteck obsessiv nachgezählt, und tagsüber waren die Patienten meist nur im Schlafanzug, als müssten sie eigentlich immer im Bett sein, also beinahe die perfekte Überwachung, aber trotzdem sind schreckliche Sachen passiert. Heute ist die Überwachung zurückgefahren und damit haben die Selbstverletzungen *nicht* zugenommen. Natürlich fragen wir uns bei jedem Einzelnen, wenn etwas passiert ist, wie wir den besser hätten begleiten können.

Es gibt Situationen, in denen Menschen auch wirklich nicht Herr oder Frau ihrer Sinne sind. Sie tun plötzlich etwas, was sie in einem anderen Zustand nie getan hätten. Man muss sie möglichst davor bewahren, das zu tun, auch wenn das manchmal harte Eingriffe sind, die menschenrechtlich immer problematisiert werden müssen. Wir hatten einen Patienten, der eine Ärztin krankenhausreif geschlagen hat und hinterher berichtete, er habe in seiner Psychose Dämonen in Menschen fliegen sehen und habe geglaubt, die bekämpfen zu müssen. Ihm tat das alles wahnsinnig leid. Das hat ja alles nichts mehr mit einem freien Willen psychisch beeinträchtigter Personen zu tun, sondern ist Folge der Erkrankung.

Wenn ich als Helfer nah dran bin am anderen, dann kann ich so etwas oft auch einschätzen. *Will* da jemand etwas in seiner vielleicht reichlich schrägen Art oder ist der psychisch getrieben von etwas, das ihn beherrscht?

ROTH Ja, da bin ich wieder beim sogenannten Kuschelhormon Oxytocin: Die menschliche Begegnung kann im anderen vieles bewegen. Wir müssen es ernst meinen mit der Bindung und dranbleiben. Deshalb bin ich auch davon überzeugt, dass früher oder später jede Psychotherapierichtung eine Art »Bindungsorientierte emotional-kognitive psychodynamische Verhaltenstherapie« sein muss. Auf den ersten Blick klingt das etwas eigenartig, aber auf so etwas wird es hinauslaufen, nämlich auf einen Mix aus unterschiedlichen bisherigen Ansätzen, eine Art »Toolbox«, wenn man so will, aus der man je nach Persönlichkeit und Psyche des Patienten, der Art seiner Erkrankung und den vorliegenden Lebensverhältnissen angemessene Behandlungs-werkzeuge entnimmt. In der Praxis arbeiten viele Therapeuten schon längst so, jedoch oft mit schlechtem Gewissen, weil sie vermeintlich ihrer Schule untreu sind. Das wird sich aber mit der Zeit legen.

Ameisen, O. (2009). Das Ende meiner Sucht. München: Kunstmann.

Bock, Th., Heinz, A. (2016). Psychosen. Ringen um Selbstverständlichkeit. Köln: Psychiatrie-Verlag.

Buck-Zerchin, D. S. (1990/2014). Auf der Spur des Morgensterns. Psychose als Selbstfindung. Neumünster: Paranus.

Dahl, R. (2002). Kuschelmuschel: vier erotische Überraschungen. Reinbek: Rowohlt.

Dörner, K., Plog, U., Bock, Th., Brieger, P., Heinz, A., Wendt, F. (Hrsg.) (2017). Irren ist menschlich: Lehrbuch der Psychiatrie und Psychotherapie (24., vollständig überarbeitete Aufl.). Köln: Psychiatrie-Verlag.

Fischbach, K.-F., Niggeschmidt, M. (2016). Erblichkeit der Intelligenz. Eine Klarstellung aus biologischer Sicht. Heidelberg u. a.: Springer.

Fuchs, T. (2009). Das Gehirn – ein Beziehungsorgan. Eine phänomenologisch-ökologische Konzeption (2., aktual. Aufl.). Stuttgart: Kohlhammer.

Grawe, K. (2004). Neuropsychotherapie. Göttingen u. a.: Hogrefe.

Groß, D., Müller, S., Steinmetzer, J. (Hrsg.) (2008). Normal – anders – krank? Akzeptanz, Stigmatisierung und Pathologisierung im Kontext der Medizin. Berlin: Medizinisch Wissenschaftliche Verlagsgesellschaft.

Gulbins, E., Palmada, M., Reichel, M., Lüth, A., Böhmer, C., Amato, D., Müller, C. P., Tischbirek, C. H., Groemer, T. W., Tabatabai, G., Becker, K. A., Tripal, P. M., Staedtler, S., Ackermann, T. F., van Brederode, J., Alzheimer, C., Weller, M., Lang, U. E., Kleuser, B., Grassmé, H., Kornhuber, J. (2013). Acid sphingomyelinase-ceramide system mediates effects of antidepressant drugs. Nature Medicine, 19 (7), 934–938.

Haynes, J.-D., Rees, G. (2006). Decoding mental states from brain activity in humans. Nature Reviews Neuroscience, 7, 523–534.

Heinz, A. (2002). Anthropologische und evolutionäre Modelle in der Schizophrenieforschung. Berlin: Verlag für Wissenschaft und Bildung.

Heinz, A. (2014). Der Begriff der psychischen Krankheit. Frankfurt a. M.: Suhrkamp.

Heinz, A., Batra, A. (2012). Neurobiologie der Abhängigkeit: Grundlagen und Konsequenzen für Diagnose und Therapie von Suchterkrankungen. Stuttgart: Kohlhammer.

Heinz, A., Jones, D. W., Mazzanti, C., Goldman, D., Ragan, P., Hommer, D., Linnoila, M., Weinberger, D. R. (2000). A relationship between serotonin transporter genotype and in vivo expression and alcohol neurotoxicity. Biological Psychiatry, 47 (7), 643–649.

Jaspers, K. (1958). Philosophie und Welt. Reden und Aufsätze. München: Piper.

Kandel, E. R. (2008). Biologie und die Zukunft der Psychoanalyse. In: Ders., Psychiatrie, Psychoanalyse und die neue Biologie des Geistes (S. 119–183). Frankfurt a. M.: Suhrkamp.

Lesch, K.-P., Meyer, J., Glatz, K., Flügge, G., Hinney, A., Hebebrand, J., Klauck, S. M., Poustka, A., Poustka, F., Bengel, D., Mössner, R., Riederer, P., Heils, A. (1997). The 5-HT transporter gene-linked polymorphic region (5-HTTLPR) in evolutionary perspective: Alternative biallelic variation in rhesus monkeys. Rapid communication. Journal of Neural Transmission, 104 (11–12), 1259–1266.

Libet, B., Gleason, C. A., Wright, E. W., Pearl, D. K. (1983). Time of conscious intention to act in relation to onset of cerebral activity (readiness-potential). Brain – A Journal of Neurology, 106, 623–642.

Lindenmeyer, J. (2016). Lieber schlau als blau: Entstehung und Behandlung von Alkohol- und Medikamentenabhängigkeit (9., überarb. u. erw. Aufl.). Weinheim u. Basel: Beltz.

Liu, S., Kuschpel, M. S., Schad, D. J., Heinz, A., Rapp, M. A. (2015). Differential effects of music and video gaming during breaks on auditory and visual learning. Cyberpsychology, Behavior, and Social Networking, 18 (11), 647–653.

Milzner, G. (2001). Die Poesie der Psychosen: Hypnotherapie des Verrücktseins. Bonn: Psychiatrie-Verlag.

Pauen, M., Roth, G. (2008). Freiheit, Schuld und Verantwortung. Grundzüge einer naturalistischen Theorie der Willensfreiheit. Frankfurt a. M.: Suhrkamp.

Reimold, M., Slifstein, M., Heinz, A., Mueller-Schauenburg, W., Bares, R. (2006). Effect of spatial smoothing on t-maps: Arguments for going back from t-maps to masked contrast images. Journal of Cerebral Blood Flow & Metabolism, 26 (6), 751–759.

Robinson, T. E., Berridge, K. C. (1993). The neural basis of drug craving: An incentive-sensitization theory of addiction. Brain Research Reviews, 18, 247–291.

Roth, G. (1997). Das Gehirn und seine Wirklichkeit. Kognitive Neurobiologie und ihre philosophischen Konsequenzen. Frankfurt a. M.: Suhrkamp.

Roth, G. (2010). Wie einzigartig ist der Mensch? Die lange Evolution der Gehirne und des Geistes. Heidelberg: Spektrum Akademischer Verlag.

Roth, G. (2015). Persönlichkeit, Entscheidung und Verhalten. Warum es so schwierig ist, sich und andere zu ändern (9., aktual. u. erw. Aufl.). Stuttgart: Klett-Cotta.

Roth, G., Strüber, N. (2017). Wie das Gehirn die Seele macht (7., durchges. Aufl.). Stuttgart: Klett-Cotta.

Schmitt-Voss, Th. (2008). Das soziale Gehirn. Eine Einführung in die Neurobiologie für psychosoziale Berufe. Bonn: Psychiatrie-Verlag.

Schneider, K. (1942/1967). Klinische Psychopathologie (8., erg. Aufl.). Stuttgart: Thieme.

Schrödinger, E. (1959/1989). Geist und Materie. Zürich: Diogenes.

Singer, W., Ricard, M. (2008). Hirnforschung und Meditation. Ein Dialog. Frankfurt a. M.: Suhrkamp.

Sterzer, P., Schmack, K., Gòmez-Carrillo de Castro, A., Rothkirch, M., Sekuto-
wicz, M., Rössler, H., Haynes, J.-D., Heinz, A., Petrovic, P. (2013). Delusions
and the role of beliefs in perceptual inference. The Journal of Neuroscience,
21 (33–34), 13701–137012.

Whorf, B. L. (1984). Sprache – Denken – Wirklichkeit. Beiträge zur Meta-
linguistik und Sprachphilosophie. Reinbek: Rowohlt.